Grazie per aver scelto questo libro. Vi auguro una buona lettura e, se volete, lasciate una breve recensione su Amazon.

Amy

DIGIUNO INTERMITTENTE PER DONNE

guida per principianti;
per conoscere e abbinare la dieta chetogenica,
paleo o la tua dieta preferita al digiuno,
attivando la rigenerazione cellulare

di Amy Cooks

Sommario

Introduzione

Congratulazioni per aver acquistato *"Il digiuno intermittente per donne"* e aver compiuto il primo passo per essere una persona più felice e più energica attraverso il digiuno.

Essere a dieta è complicato, soprattutto come donna. Con così tante informazioni e tanti prodotti e programmi sul mercato, è difficile sapere quale funzionerà per te. Come donne, molti fattori fisici e psicologici influenzano il modo in cui il corpo assorbe, immagazzina ed elabora le calorie consumate durante il giorno. Tutto ciò può influire negativamente sul miglioramento del peso nelle donne e può essere facile scoraggiarsi quando i progressi sono lenti nonostante i migliori sforzi.

Usando questa guida, otterrai una chiara comprensione del digiuno intermittente, come può essere utile per la perdita di peso e come funziona correttamente con la struttura femminile. Con questo, potrai decidere se il digiuno è giusto per te e, in tal caso, come scegliere il programma corretto. Potrai anche imparare come scegliere i migliori prodotti alimentari, il piano della dieta, e scoprire come il digiuno ti permetterà di ottimizzare il tuo progresso generale.

Il digiuno intermittente per donne ti fornirà gli strumenti di cui hai bisogno per iniziare, tra cui:

✓ tutto ciò che potresti desiderare di sapere sul digiuno intermittente, le basi scientifiche e come funziona con il corpo femminile;

✓ come determinare il tipo di corpo, e il motivo per cui questo è importante, prima di iniziare qualsiasi tipo di dieta o programma di fitness;

✓ raccomandazioni con informazioni dettagliate sui programmi e le ricette da provare;

✓ una carrellata delle tecniche e degli esercizi di digiuno intermittente più ampiamente praticati;

✓ un piano di 14 giorni per principianti con le istruzioni passo-passo su come iniziare il tuo programma di digiuno.

Ricorda che il digiuno è un modo semplice e adattabile per migliorare la tua salute generale, sia che il tuo obiettivo sia la perdita di peso o semplicemente il miglioramento del tuo stile di vita. I migliori auguri mentre lavori per i tuoi obiettivi di salute e goditi la guida!

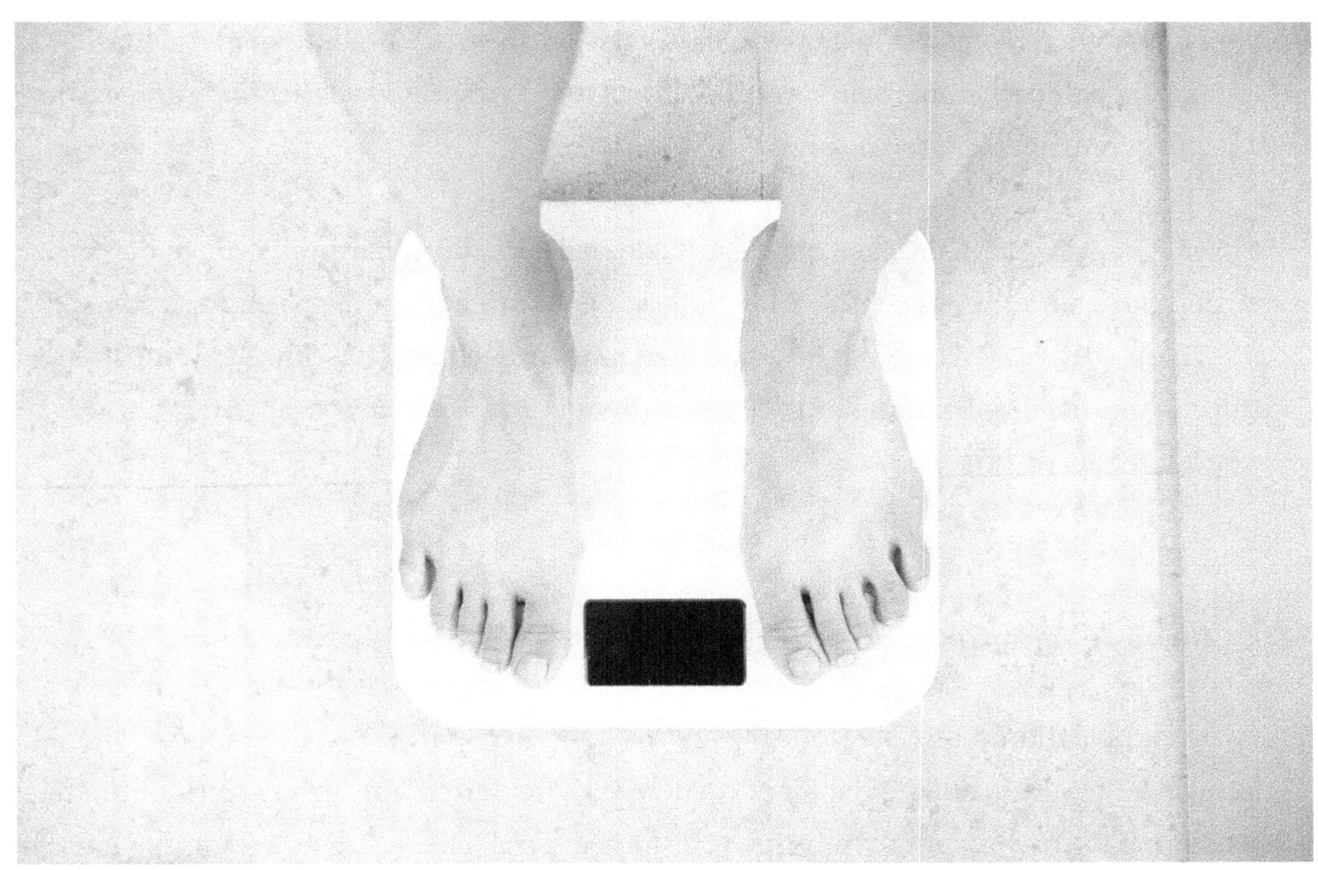

Capitolo 1: Panoramica sul digiuno intermittente

Il digiuno viene eseguito in tutto il mondo per una serie di motivi personali. Da essere applicato come una forma di devozione religiosa o utilizzato per migliorare la salute e lo stile di vita, il digiuno è una pratica ampiamente rispettata con secoli di testimonianze a sostegno della sua efficacia e dei suoi benefici. Con tutta la ricerca e il supporto scientifico disponibili, ci sono ancora persone che lo mettono in discussione come strumento per la salute.

Questo è comprensibile, considerando tutto il tempo trascorso ad ascoltare studi su quanto sia importante non saltare i pasti.

Nella maggior parte dei casi, questa esitazione deriva dal non avere le giuste informazioni sul digiuno e su come esso è utilizzato come valido strumento per la perdita e il controllo del peso. L'obiettivo di questa guida è aiutarti ad ampliare le tue conoscenze e sentirti più a tuo agio con il concetto di digiuno intermittente, in modo da poter sfruttare tutti i vantaggi che il programma ha da offrire.

Che cos'è il digiuno intermittente?

Il digiuno è il processo che riduce l'apporto calorico complessivo, limitando o eliminando notevolmente, il consumo di cibo per un determinato periodo. Il digiuno intermittente è un sistema di dieta progettato attorno alla pratica essenziale del digiuno, ma su una base coerente e a lungo termine. Il digiuno intermittente può essere utilizzato per raggiungere obiettivi di perdita di peso a breve termine, ma è molto utile per coloro che cercano di cambiare stile di vita.

Spesso descritto come uno schema dietetico, il digiuno intermittente, dà a ogni persona la libertà di scegliere come e quando desidera digiunare per ottenere il massimo dai propri periodi di digiuno. Un modo per avere il controllo del programma è decidere come digiunare. Un malinteso comune tra le persone circa il digiuno, è che lo si fa bene solo se si muore di fame. Mentre evitare del tutto il consumo di cibo è un modo per digiunare, il metodo più comunemente praticato per quanto riguarda la salute e la perdita di peso, consiste semplicemente nel ridurre l'apporto calorico durante i periodi di digiuno. La raccomandazione standard, per il digiuno con la riduzione degli alimenti, è quella di limitare il consumo di calorie a un quarto dell'apporto giornaliero tipico.

Non tutti coloro, che cercano di praticare il digiuno, sono fisicamente in grado di evitare di mangiare del tutto. A volte ciò è dovuto a problemi di salute esistenti, che potrebbero essere influenzati negativamente da un cambiamento nelle abitudini alimentari. Altri, di solito chi è nuovo al digiuno e alla dieta, non hanno la forza di volontà o la resistenza fisica necessarie. La bellezza del digiuno intermittente è che il tuo corpo non raggiunge mai il punto di morire di fame. Scegli e adotti un programma di digiuno per soddisfare le tue esigenze individuali, quindi, non c'è mai un periodo in cui digiuni abbastanza a lungo tanto che il tuo corpo possa soffrire una mancanza di nutrienti.

Infondo il digiuno intermittente è qualcosa che tutti gli esseri umani fanno già mentre dormono. Per la maggior parte, adattandosi al programma scelto, esso comporta semplicemente il prolungare questo periodo, dove non dobbiamo mangiare o consumare liquidi ad alto contenuto calorico.

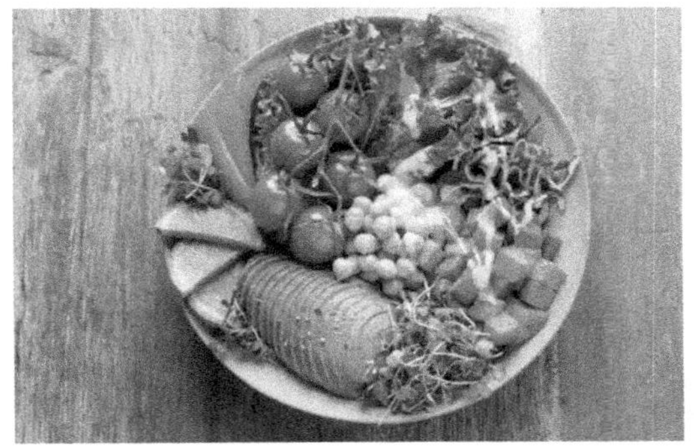

Il digiuno attraverso i secoli: le origini del digiuno intermittente

Il digiuno è stato praticato, in un modo o nell'altro, fin dall'inizio dell'umanità. Il primo uso registrato del digiuno, come trattamento sanitario, risale all'antica Grecia e al patriarca della medicina praticata, Ippocrate di Kos. Ippocrate è noto soprattutto per aver posto le basi per procedure e pratiche mediche ancora oggi in uso. È anche l'ispirazione alla base del giuramento di Ippocrate, un impegno che tutti i professionisti medici devono avere per sostenere specifici standard etici quando si prendono cura dei pazienti.

L'uso più frequente che si faceva del digiuno era per la cura delle malattie e quello che riguardava i disturbi che colpiscono lo stomaco o il tratto digestivo. Si evitava il cibo per un certo periodo di tempo e si ingeriva solo aceto di mele fino a quando i sintomi non sparivano. Il pensiero dietro questa pratica era di permettere al corpo di combattere la malattia e guarire da solo senza doversi preoccupare di ingerire qualcosa di dannoso che poteva essere stata la fonte della malattia. Non mangiando, i pazienti davano al loro corpo il tempo necessario per elaborare ed espellere la malattia senza doversi preoccupare di alimentarlo ulteriormente con calorie e sostanze chimiche che invece venivano elaborate durante la digestione.

La medicina, nei tempi antichi, si ispirava all'osservazione della natura. Quando gli uomini e gli altri animali si sentono male è nella loro natura non mangiare. Istintivamente, il corpo sa che l'ingestione di cibo quando si combatte la malattia, o il disagio, rende più difficile sconfiggere i sintomi e rimettersi in piedi. Ecco perché la maggior parte delle persone si rivolge ad opzioni leggere, come il brodo di pollo, quando hanno il raffreddore o si trova ad affrontare problemi di stomaco.

Col passare del tempo, il digiuno è rimasto un argomento costante di conversazione negli ambienti medici. Per coloro che sono nuovi, o non hanno mai avuto molto interesse nelle tecniche di trattamento medico, il digiuno è solitamente associato a una cerimonia religiosa. Quasi tutte le religioni esistenti, in particolare quelle con radici più antiche, incorporano una forma di digiuno nelle loro credenze.

Il buddismo promuove una forma di digiuno intermittente in cui i praticanti mangiano solo nelle prime ore del mattino e poi digiunano da mezzogiorno alle prime ore del giorno successivo. In questo caso, il digiuno per il loro benessere fisico e spirituale è una parte normale della loro vita quotidiana.

Nella pratica islamica, i musulmani digiunano solo durante il loro mese sacro del Ramadan. Durante questo periodo, come prova della loro devozione alle loro credenze, digiunano totalmente (eliminando persino il consumo di acqua e liquidi), dal momento in cui il sole sorge fino al tramonto della sera. Il resto dell'anno, i musulmani sono liberi di mangiare qualsiasi cosa entro le restrizioni dietetiche della loro religione.

Nel moderno mondo della salute, ci sono diversi professionisti medici accreditati che studiano e divulgano i diversi metodi di digiuno intermittente (di cui parleremo più avanti quando snoccioleremo le tecniche).

Perché così tante persone abbracciano il digiuno intermittente?

Nonostante le idee radicate contro il digiuno, sempre più persone si rivolgono a questa dieta quando sono pronti a fare un cambiamento che migliori la loro salute fisica, supporti una vita più lunga e garantisca una maggiore vitalità.

Conveniente e adattabile

Oltre ai numerosi benefici del digiuno intermittente per la salute, le persone apprezzano la natura conveniente del programma e la libertà di adattare il proprio digiuno alla vita quotidiana ordinaria. Non ci sono routine complicate da seguire, cibi speciali o vitamine da ordinare, e attrezzature costose abbandonate a raccogliere polvere nell'angolo del soggiorno. Dipende semplicemente dalla comprensione dei diversi metodi di digiuno intermittente e dalla scelta di quello che funziona per te.

Se si avvia una routine di digiuno intermittente per poi scoprire che la tecnica scelta o la pianificazione impostata per i tempi di digiuno non è adatta per te, allora è possibile modificare il programma per soddisfare le tue esigenze. Ad esempio: hai un programma di digiuno in cui di solito mangi per due giorni e ti fermi completamente per 24 ore prima di tornare alle tue normali abitudini alimentari; hai concesso al tuo corpo un po' di tempo per adattarsi, ma hai ancora problemi con i crampi allo stomaco durante i periodi di digiuno o un affaticamento eccessivo durante il giorno.

Un modo per rimediare a questi problemi senza abbandonare il digiuno intermittente, come opzione dietetica, è limitare il consumo calorico al 25% del livello medio giornaliero durante i tempi di digiuno invece di evitare del tutto il cibo. Un'altra opzione sarebbe quella di provare una tecnica diversa che ti permette di digiunare qualche ora ogni giorno invece che per un periodo di 24 ore.

Il digiuno intermittente: il metodo scelto dalle Star

Quando si tratta di guadagnare popolarità, le sponsorizzazioni di celebrità non fanno mai male. Perfino Hollywood ha abbracciato il digiuno intermittente come una dieta positiva che rafforza la mente durante l'allenamento del corpo. Celebrità, come Hugh Jackman, noto per il suo ruolo iconico come Wolverine in *X-Men il* film e Chris Pratt di Jurassic *World*, entrambi giurano di aver utilizzato il digiuno come metodo non solo per perdere peso, ma anche per la costruzione muscolare. L'attrice Kate Walsh è stata consigliata dal suo medico, sul digiuno intermittente, per eliminare la ritenzione idrica e avere più chiarezza mentale.

I social media pullulano di post e tweet delle celebrità su quanti progressi hanno compiuto verso i loro obiettivi di salute, controllando semplicemente i momenti in cui mangiare.

Allunga la tua vita e goditi il tempo extra

Un altro fattore che porta le persone nel mondo del digiuno intermittente è la scienza che lo sostiene. Molti studi confermano che il digiuno possa aiutare il corpo a combattere il processo di invecchiamento. Nel corso del tempo, il digiuno cambia la forma a livello cellulare, alterando il modo in cui le cellule del nostro corpo reagiscono al consumo di calorie (scopriremo questo più in dettaglio nel prossimo capitolo).

Le cellule diventano più stabili senza la costante presenza di calorie nel corpo. Esse sono in grado di resistere meglio agli ormoni dell'invecchiamento e combattere il naturale processo di degenerazione nel tempo. Il corpo si adatta alla restrizione calorica e impara a bruciare energia in modo più efficiente, prestando maggiore attenzione a consumare i nutrienti dove sono maggiormente necessari per le funzioni quotidiane. I muscoli diventano più forti, gli organi interni migliorano le prestazioni e i processi mentali si intensificano.

Le regole d'oro del digiuno intermittente

Sebbene sia accettato per la sua praticità e semplicità, ci sono regole di base specifiche che tutti i programmi di digiuno intermittente devono seguire per essere sicuri di ottenere il massimo dalla routine di digiuno.

 # 1: scegli l'ora del giorno che funziona meglio per te

Con così tanti modi diversi per beneficiare del digiuno, non v'è alcuna pressione per te di attenerti a un modo, solo perché hai visto o letto come lo hanno fatto altre persone.

Inizia pensando al tuo programma chiedendoti:

A che ora mi sveglio?

Quanto sto sveglia la sera?

Quando sono al massimo della mia attività?

Quando mi alleno?

Queste sono tutte domande eccellenti da porsi prima di iniziare qualsiasi routine di digiuno intermittente. Quando mangiare, è determinato da quando il tuo corpo ha bisogno di più energia per funzionare senza problemi.

La maggior parte delle persone ti dirà che preferisce saltare la colazione e mangiare più tardi durante il digiuno quotidiano. Tuttavia, coloro che si svegliano più tardi la mattina e sono più attivi nelle ultime ore della sera, tendono a trarre vantaggio dal fatto di mangiare prima durante la giornata. In modo da avere l'energia per superare le serate impegnative senza dover interrompere il periodo di digiuno.

La componente fondamentale per determinare l'efficacia del digiuno intermittente, indipendentemente dalla tecnica o dal programma, è la coerenza e la disciplina. Non è una questione di moda o perché tutti digiunano. È questione di attenersi ad esso e non arrendersi quando le forze esterne cercano di distrarti dai tuoi obiettivi.

 # 2: Non lasciare che il caffè ti faccia tornare indietro

Dal momento che ci saranno meno o nessuna ulteriore caloria da cui trarre energia, è fondamentale mantenere nel corpo un eccellente livello di idratazione durante i periodi di digiuno. Anche se l'assunzione di cibo sarà limitata, quasi tutte le forme di digiuno ti consentono di consumare liquidi liberi o con poche calorie per porzione.

Coloro che vogliono vedere risultati più rapidi tendono a idratarsi con sola acqua. L'acqua non contiene calorie ed è il più delle volte disponibile prontamente, in qualsiasi posto ti porteranno i tuoi impegni. È anche qualcosa a cui le persone hanno accesso nelle loro case, il che significa che non è necessario spendere soldi per bevande ipocaloriche non indispensabili.

Per coloro che hanno difficoltà a bere solo acqua o non riescono a stare senza la loro dose mattutina di caffeina, il caffè e il tè sono ammessi durante i periodi di digiuno. La questione è che la maggior parte delle persone non si rende nemmeno conto che il problema del bere il tè o il caffè, è la tentazione di associare ingredienti che aggiungono calorie inaspettate nelle loro bevande. Molte persone non possono bere caffè senza latte o panna, altre invece non possono bere tè o caffè senza zucchero. Se scegli di bere altro oltre all'acqua durante i periodi di digiuno, fai attenzione a controllare l'apporto di calorie liquide, soprattutto nei primi giorni, quando è più probabile che ti sfugga di mente.

Se ti trovi ad avere bisogno di una spinta ipocalorica che non contrasti il tuo digiuno, prova questa ricetta del succo verde. È ricco di vitamine e sostanze nutritive che sosterranno le funzioni cerebrali e i sistemi interni senza riempire il tuo corpo con le calorie che stai duramente combattendo.

Questo succo è particolarmente utile prima dell'allenamento e durante il giorno, quando la stanchezza inizia ad influenzare il tuo lavoro o le tue prestazioni. Gli ingredienti sono facilmente reperibili al supermercato di zona e si adattano a quasi tutti i programmi che potresti seguire, comprese le diete vegan e senza glutine.

Se non hai uno spremiagrumi o un estrattore, questa ricetta funziona anche come frullato, semplicemente aggiungendo del ghiaccio e frullandolo fino a che non diventa omogeneo.

Glorioso succo verde / frullato

Tempo di preparazione: da 5 a 10 minuti

Tempo totale: 10-15 minuti

Una porzione

<u>ingredienti:</u>

una mela grande

due arance medio/grandi

un piccolo lime o limone

100 g di spinaci freschi, lavati e asciugati

15 g di prezzemolo fresco, tritato

un cucchiaio di radice di zenzero in polvere

* Se si prepara un frullato, aggiungere anche 1 tazza di acqua naturale e 1 o 2 tazze di ghiaccio a seconda della consistenza e delle preferenze

<u>Preparazione del succo</u>

Unisci tutti gli ingredienti in uno spremiagrumi/estrattore fino ad ottenerne il succo. Versa sul ghiaccio o conservalo in frigorifero fino a completo raffreddamento.

<u>Per frullati</u>

Metti il ghiaccio e l'acqua nel frullatore.

Taglia la mela sbucciata, gli spinaci e il prezzemolo fresco in pezzettini piccoli e medi per garantire che si mescolino completamente nella bevanda.

Taglia a metà le arance e il lime, quindi togli i semi dall'interno. Spremi ognuno di essi dentro il frullatore, ottenendo il succo e l'eventuale polpa che si stacca.

Aggiungi la radice di zenzero in polvere e frulla fino ad ottenere un composto omogeneo.

Mentre frulli, aggiungi altro ghiaccio o acqua a seconda della consistenza che vuoi ottenere.

Sentiti libera di associare eventuali vitamine o integratori in polvere che potresti aggiungere nel succo o nel frullato. Ulteriori spezie possono essere aggiunte anche per migliorare il sapore. Fai solo attenzione a non aggiungere ingredienti che aumentino il numero di calorie.

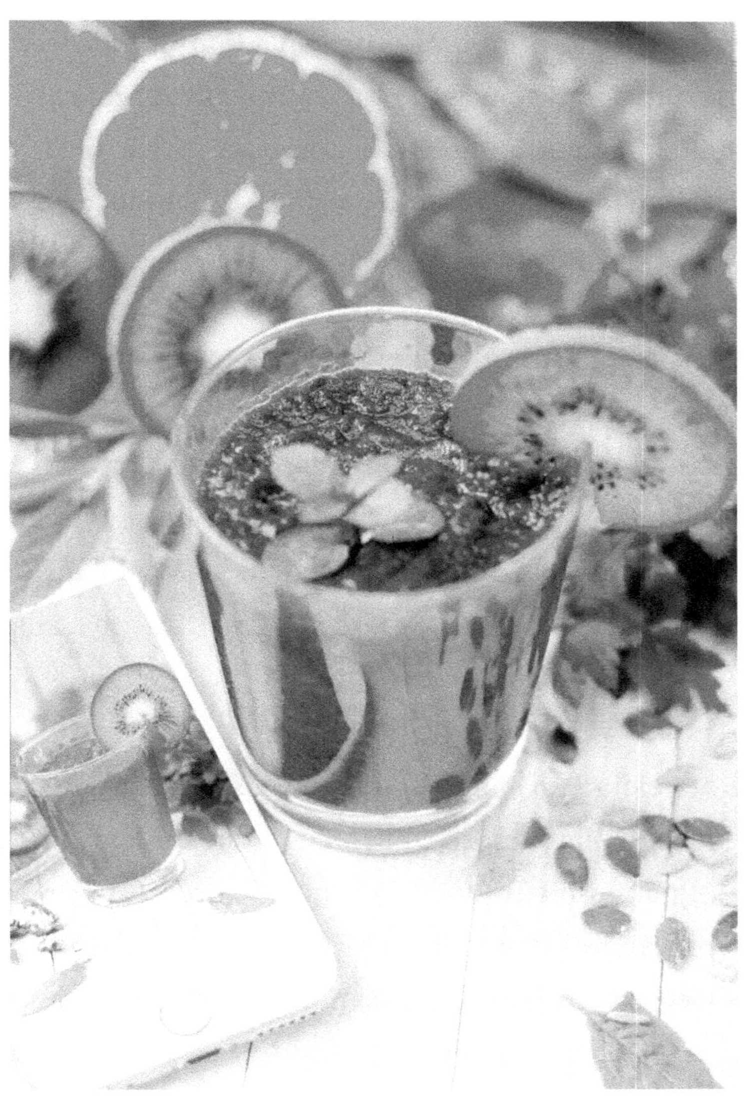

Abbiamo già parlato dell'importanza di scegliere il momento giusto per digiunare, ma come con qualsiasi programma di dieta o perdita di peso, vedrai i tuoi migliori risultati rafforzando il tuo regime di digiuno con un regolare esercizio fisico.

Tuttavia, quando si inizia una routine di digiuno intermittente, è essenziale considerare che il tuo corpo avrà bisogno di tempo per adattarsi ad un ridotto consumo di calorie. È particolarmente importante per i principianti, e per coloro che iniziano il loro programma di digiuno nel bel mezzo della loro intensa settimana. Può diventare complicato capire se il disagio che provi è dovuto al fatto che il tuo corpo si stia adattando al digiuno o stia reagendo allo stress ambientale. Per questi motivi, la maggior parte dei sostenitori del digiuno intermittente concorda sul fatto che durante i periodi di digiuno, dovresti allenarti solo se hai l'energia per farlo.

Puoi darti un po' di energia assumendo un basso numero di calorie da bevande a base di frutta e verdura, come il succo verde di cui sopra. Esso aiuta a fornire un certo equilibrio nel corpo tra le calorie assunte prima di un allenamento e le calorie bruciate con l'esercizio, in modo da raggiungere il punto di pareggio invece di avere un sovraccarico di energia.

Se scopri che puoi allenarti solo durante i periodi di digiuno, questo è un modo per evitare l'esaurimento fisico e mentale, che può portare alla frustrazione e alla mancanza di forza di volontà.

Il modo migliore per evitare di sforzarsi quando ci si adegua a un programma di digiuno, e lo si mantiene, è quello di pianificare gli allenamenti in modo da fare esercizio fisico subito dopo aver mangiato. Puoi farlo allenandoti durante le ore in cui sei libera di mangiare, ma puoi farlo anche pianificando i tuoi esercizi prima del tuo periodo di digiuno. Questo dà al tuo corpo il tempo di riposare e di recuperare mentre digiuni.

Anche se non si hanno le energie per un allenamento su tutto il corpo, è utile mantenersi attivi quando si è svegli e a digiuno. La ragione di questo è che la maggior parte di noi si rivolge a spuntini poco intelligenti, o si trova a sognare il cibo ad occhi aperti, quando siamo annoiati e anche se sappiamo che non dovremmo mangiare. Se trovi che la tentazione ti inonda la mente quando sei a digiuno, trova un modo per distrarti e mantenere salda la volontà.

Alcuni modi per evitare che questi pensieri ti controllino e per rispettare i tempi del tuo digiuno, includono:

- fare una passeggiata all'aperto: breve e lenta. Spesso una piacevole passeggiata all'aria aperta è sufficiente per rivitalizzare il corpo e la mente, indipendentemente dalle sfide fisiche o emotive che si possono affrontare. Vai al parco locale o fai un giro del quartiere ogni tanto. Alzati e muoviti!

- Risparmia le tue faccende per i tempi morti: questo non sarà adatto con gli orari di tutti, ma un modo per vincere le tue voglie durante il digiuno è quello di utilizzare i tempi morti per concentrarti sulle attività domestiche. Forse c'è qualche bucato da piegare o un ripostiglio pieno di vecchie scatole da smistare. Queste possono sembrare distrazioni banali, ma sono la perfetta via di fuga da pensieri allettanti o scoraggianti.

- Coltiva un hobby: da adulti, molti di noi non hanno nemmeno il tempo di pensare ad avere un hobby. Siamo sopraffatti dalle scadenze e dagli obblighi, che il tempo libero che abbiamo, di solito lo occupiamo sui social media o davanti alla TV. Tuttavia, se ti trovi a lottare con la voglia di fare uno spuntino mentre digiuni, allora potrebbe essere il momento perfetto per rispolverare quel libro che volevi leggere o finire quel puzzle che è rimasto sullo scaffale da quando l'hai portato a casa qualche anno fa.

- Esci di casa: chiama qualche amica o vai a fare un giro in macchina. La tentazione colpisce quando siamo più a nostro agio e più vulnerabili, quindi, in pratica, quando siamo a casa e non abbiamo niente da fare. Ci si imbatte in distrazioni e impulsi ogni volta che si è fuori casa, ma c'è anche molto di più per mantenersi attivi e lontani da influenze negative.

Molte di noi mangiano come fosse un'abitudine compulsiva, invece che come una necessità. È qualcosa che facciamo inconsciamente, traendo conforto dal cibo e dai movimenti ripetitivi. È una delle prime cose che la gente nota e con cui lotta quando inizia il digiuno intermittente. Ognuno ha il suo modo di combatterlo. Non esitate a provare cose nuove e ad esplorare mentre cerchi il tuo!

#5: La coerenza è la chiave

Mantenere uno stile di vita sano è difficile, soprattutto se ci si sta adattando a cambiamenti significativi nel modo di alimentarsi e nel comportamento malsano. Ci saranno momenti in cui si vacilla e momenti in cui si fallisce. Ci saranno momenti in cui cederai alla tentazione o abbandonerai il tuo programma di digiuno in una giornata particolarmente stressante. È naturale sentirsi frustrati e smorzati quando si presentano queste sfide, ma non dimenticare mai che puoi sempre riprenderti e rimetterti in carreggiata.

Se lasci che il dubbio e altri pensieri negativi offuschino la tua mente, diventa più facile e comodo rifiutare il tuo piano di perdita peso e ritirarti nella sicurezza emotiva delle vecchie abitudini. È in questi momenti di prova che possiamo essere i nostri peggiori nemici. Non dimenticare mai che potresti non essere in grado di controllare tutto ciò che accade intorno a te, ma hai sempre il controllo di come reagire ad esso.

Anche se vuoi sempre fare del tuo meglio, è normale se di tanto in tanto ti affanni. È essenziale accettare che ciò avverrà, prima di impegnarsi in un programma di digiuno intermittente. Ciò che conta è come ti riprenderai da questi momenti di vulnerabilità.

Ti scoraggi e ti ritiri? Oppure ti scrolli di dosso queste cose e ricominci da capo con il tuo digiuno di domani? Tutti i fallimenti sono ormai passati.

Concentra la tua energia sul mantenimento di quello slancio e vai avanti!

Capitolo 2: Il dimagrimento nel digiuno intermittente e le donne

Ci sono molte opinioni contraddittorie riguardo al fatto che le donne debbano partecipare al digiuno per la perdita peso o ad altri benefici per la salute.

La ragione principale è che negli studi condotti nel secolo scorso, il corpo delle donne ha reagito al digiuno in modo diverso rispetto agli uomini che hanno digiunato per le stesse ore e per lo stesso periodo di tempo.

Con così tante informazioni e divulgazioni, può essere difficile decidere se il digiuno intermittente è quello giusto per te. In questo capitolo tratteremo non solo gli aspetti positivi del digiuno intermittente, ma anche i potenziali rischi e le difficoltà che altri hanno segnalato riguardo alla loro esperienza di digiuno.

Questo significa che le donne dovrebbero evitare il digiuno? No.

Le donne si trovano ad affrontare sfide diverse con il digiuno, il che significa che ogni donna avrà delle modifiche uniche da apportare al proprio programma di digiuno intermittente. I professionisti del fitness, i nutrizionisti e gli esperti medici raccomandano alle donne di assumere un atteggiamento più rilassato, quando si tratta di digiunare, rispetto agli uomini, in modo da poter prevenire qualsiasi cambiamento dannoso o complicazione alle funzioni vitali e specifiche del corpo femminile.

Il corpo femminile si basa sull'assunzione di calorie e di equilibri ormonali molto di più rispetto a quello maschile, ed entrambi sono fattori significativi una volta iniziato il digiuno. Ciò che le donne dovrebbero ricordare quando ricercano e pianificano il loro programma di digiuno intermittente è che: è meglio cominciare ad abbassare l'apporto calorico come forma di digiuno, per periodi più brevi, piuttosto che saltare in modalità di digiuno completo a giorni alterni.

Una volta che il corpo si sarà adattato al cambiamento, allora l'assunzione di calorie potrà essere diminuita di nuovo, o il tempo a digiuno potrà essere aumentato fino a raggiungere il livello che ci si è prefissati.

I vantaggi e i benefici del digiuno intermittente

Chiunque tenga le orecchie aperte per aggiornarsi sulle ultime tendenze in materia di salute, ha sentito parlare dei vantaggi del digiuno intermittente e del perché tutti lo amano. Innumerevoli recensioni e post sui blog circolano in internet, sulle modifiche personali che hanno reso il programma utile per ogni tipo di persona e sulle loro storie di successo.

Persone di tutte le età lodano il digiuno intermittente per i suoi benefici sulla salute e il benessere che genera, e non vedono l'ora di ispirare gli altri con foto di progressi e consigli utili.

Alcuni dei vantaggi di scegliere il digiuno intermittente come metodo preferito per la perdita di peso includono:

- <u>Convenienza</u>: spendere tempo e fatica con la dieta quotidiana e l'esercizio fisico può essere abbastanza stressante, e si potrebbe pensare che aggiungere un programma di digiuno in questo mix suoni come un'agonia! Uno dei motivi per cui le persone abbracciano il digiuno intermittente è che non è necessario conformarsi a una rigorosa routine. Si ha il potere di impostare i propri tempi di digiuno dentro ad un programma esistente, il che significa che si può digiunare quando si decide che è il momento giusto.

- <u>Semplicità</u>: il digiuno intermittente è semplice e facile da padroneggiare una volta che si è fatta la ricerca giusta e si ha una solida conoscenza.

Una volta scelto il proprio programma e i momenti migliori per sostenere il successo del digiuno, tutto quello che si deve fare è iniziare. Non ci sono abbonamenti o iscrizioni in palestra, né costose attrezzature, ingredienti o integratori da acquistare necessariamente. La maggior parte delle persone a digiuno intermittente si ritrova a risparmiare denaro nel tempo, poiché acquista meno cibo per le pause fuori dal digiuno, mentre il suo corpo si adegua all'apporto calorico giornaliero ridotto.

• <u>Funziona con qualsiasi dieta</u>: dal momento che il sistema a digiuno intermittente non ti dice cosa mangiare, non devi mai preoccuparti di regolare la tua dieta se ne hai già una che sei felice di fare e di cui vedi i risultati. Chiunque cerchi di cambiare ciò che mangia quando inizia il digiuno, dovrebbe concentrarsi su diete a basso contenuto calorico e ad alto contenuto proteico, che serviranno a migliorare la perdita di peso e i benefici per la salute che verranno con il digiuno intermittente.

Altre buone notizie per coloro che sono pronti a iniziare il loro programma a digiuno intermittente è che ci sono tanti benefici per la salute quanti sono i vantaggi del programma!

Un vantaggio significativo del digiuno intermittente, che risale agli arbori della medicina, afferma che disintossica e purifica il corpo dagli elementi nocivi e dalle energie negative. Una volta che queste tossine vengono espulse, il corpo ha la possibilità di guarire il deterioramento muscolare e cellulare, stabilizzare la salute digestiva e aiutare il cervello a regolare i ritmi del sonno.

Ci sono una varietà di altri benefici fisici di cui godono i partecipanti al digiuno intermittente:

• maggiore chiarezza mentale e attività cerebrale;

- l'attivazione dell'autofagia (il processo di sostituzione di parti degradate di una cellula con materiale cellulare fresco) nel corpo e l'inizio della pulizia cellulare;

- miglioramento della trasformazione dei grassi attraverso la digestione;

- abbassamento del colesterolo e dei livelli di zuccheri nel sangue;

- diminuzione dell'infiammazione in tutto il corpo;

- il potenziale per aumentare l'aspettativa di vita e promuovere l'abilità fisica negli anni successivi.

Alcune persone vedono anche un aumento della massa muscolare mentre perdono peso. Anche se questo è più comune negli uomini, altresì le donne in parte beneficiano degli aspetti di costruzione muscolare del digiuno intermittente regolare.

Uno dei benefici più sorprendenti riportati dalle persone che lottano con i sintomi del diabete, o altre malattie legate al livello degli zuccheri nel sangue, è che il digiuno intermittente li ha aiutati a migliorare l'aspettativa di vita. Insieme alle medicine prescritte, i digiunatori hanno visto notevoli differenze nella resistenza del loro corpo all'insulina, portando ad una minore probabilità di sviluppare il diabete di tipo 2. In alcuni casi, hanno persino visto un'inversione dei sintomi diabetici esistenti, con l'equilibrio tra il digiuno intermittente, il trattamento medico, l'esercizio fisico e una dieta adeguata.

Un altro vantaggio di coloro che utilizzano il programma a digiuno intermittente è la perdita di peso omogenea in tutte le parti del corpo, compresa la zona del ventre. Sui fianchi e sulla pancia, soprattutto le donne, tendono a conservare la maggior parte del loro grasso corporeo. Il digiuno intermittente attacca anche i più grandi depositi di grasso nel corpo. Coloro che hanno difficoltà a perdere peso in questa zona, dovrebbero iniziare a vedere una certa riduzione, una volta che il loro corpo si sarà adattato al digiuno.

Questa tabella mostra i risultati di uno studio di tre settimane sui partecipanti al primo digiuno intermittente, sui quali sono state effettuate le misurazioni e monitorati i progressi.

Tabella delle misurazioni		
Parte del corpo	Inizio	Dopo tre settimane
Bicipite	33 cm	31,73 cm
Vita	95,25 cm	92,71 cm
Petto	83,32 cm	78,74 cm
Collo	30 cm	30 cm
Coscia	62,23 cm	60,96 cm
Polpaccio	40,64 cm	39,37 cm
Bacino	106,68 cm	101,6 cm
Totale centimetri persi		**16,5 cm**

Cose da considerare prima di provare il digiuno intermittente

Sì, è emozionante pensare di iniziare un programma di digiuno quando si leggono i benefici o si vedono i propri amici, e i propri beniamini del cinema, postare su quanto il digiuno intermittente abbia funzionato bene per loro. Tuttavia, il digiuno intermittente è un impegno senza compromessi sia per la mente che per il corpo, che richiede dedizione e perseveranza. Il digiuno intermittente, se non viene fatto correttamente, può anche avere effetti negativi duraturi sul corpo, che possono essere evitati se si sa come fare attenzione.

La maggior parte di questi effetti collaterali sono attenuati quando il corpo si adatta ai cambiamenti di calorie, il digiuno è diventato un'abitudine, o una routine di digiuno è stata abbandonata.

Nonostante la loro natura temporanea, le reazioni avverse che il tuo corpo può manifestare quando inizi a digiunare non devono essere ignorate, e devono essere discusse con il tuo medico se diventano gravi.

Un problema che molte persone non considerano prima del digiuno è che è più efficace e più probabile che si perseveri, con il proprio regime di digiuno intermittente, se ci si lascia andare per gradi. È un punto particolarmente cruciale per chi digiuna per la prima volta.

Il tuo obiettivo potrebbe essere quello di digiunare per periodi da 18 a 24 ore a giorni alterni, ma questo può essere uno shock significativo per il corpo e può portare a disagio fisico e stanchezza mentale. Se non hai mai digiunato prima, o non hai mai digiunato a lungo, è meglio iniziare con un piano di digiuno più delicato, in modo che il tuo corpo abbia il tempo di adattarsi e prepararsi per ogni passo successivo.

Più tempo dai al tuo corpo per adattarsi, meno potenziali effetti negativi vedrai mentre continui a digiunare.

I social media hanno fornito alle persone uno sbocco per condividere e documentare tutto ciò che fanno nella loro vita quotidiana. Questo bisogno profondamente radicato di mettersi in mostra, significa che la maggior parte delle persone è già abituata a scattare foto di sé stessa e delle proprie attività da postare ai propri amici.

Una cosa che la maggior parte delle persone, che hanno fatto grandi passi avanti nella perdita di peso e nel miglioramento della salute vi dirà, è che desiderano o sono contente di aver scattato foto di ogni progresso ad ogni passo del cammino.

Anche se non hai intenzione di condividerle con nessun altro le foto dei progressi, sono un grande strumento motivazionale per rinvigorire la tua convinzione e riaccendere la tua dedizione al programma di digiuno intermittente.

Ci saranno giorni difficili e la tentazione è sempre dietro l'angolo. Più strumenti hai a disposizione per trarre forza, maggiori sono le tue possibilità di non cedere o di non smettere.

Ricorda, non sai mai troppo su un argomento, quindi non lesinare le tue ricerche.

È particolarmente importante aver letto i post nei blog o aver parlato con chi ha già fatto il digiuno intermittente, per tranquillizzare le persone che hanno ancora dubbi o preoccupazioni sulla tua salute con il digiuno.

Le nostre radici e la predisposizione preistorica

Un problema che le donne devono affrontare è che, in alcuni casi, coloro che smettono di digiunare vedono un leggero aumento di peso nei giorni successivi, quando l'assunzione complessiva di cibo aumenta e la loro dieta si normalizza.

Si tratta di una risposta difensiva naturale a un improvviso aumento del consumo di calorie che l'organismo femminile ha sviluppato nel tempo, e che risale ai primi giorni dell'umanità.

I primi esseri umani erano cacciatori e raccoglitori che si affidavano esclusivamente al loro ambiente per il cibo. Senza alcun mezzo di refrigerazione o di conservazione, cacciavano ciò di cui avevano bisogno e non sapevano mai dove avrebbero trovato il loro prossimo pasto.

Sperimentavano periodi di digiuno in cui il cibo scarseggiava e il loro corpo doveva imparare a consumare meno calorie.

Necessitando di calorie per funzionare, e non sapendo quando ne sarebbero arrivate di più, il corpo umano si è adattato a immagazzinare la maggior parte delle calorie consumate e a conservarle nelle cellule di grasso per creare un effetto fisico che ora conosciamo come "ritenzione idrica".

I ricercatori di genetica credono che sia durante questo periodo che il corpo ha fatto i cambiamenti evolutivi, nella genetica e negli ormoni, che vediamo nell'uomo moderno. È per questo che le donne notano un leggero aumento di peso nei primi giorni dopo un lungo periodo di digiuno intermittente.

Ci siamo adattati al consumo alternante di cibo; il corpo delle donne sfrutta appieno le calorie extra che riceve una volta che smette di digiunare, immagazzinandole per poterle utilizzare la prossima volta in cui avrà bisogno di un po' di energia in più. È una risposta istintiva ed inconscia che affonda le sue radici nella nostra stessa natura di esseri umani.

Non tutte le donne sperimentano questo aumento iniziale di peso, ma per quelle che lo fanno, ci sono modi per combatterlo. La buona notizia sulla ritenzione idrica è che una volta che il corpo si è adattato all'aumento dell'apporto calorico, quel peso si riduce di nuovo.

Le donne che digiunano possono anche minimizzare o eliminare questo problema riducendo il loro digiuno intermittente in fasi, fino a quando non saranno pronte a interromperlo completamente.

Se hai deciso di escludere completamente il cibo durante i periodi di digiuno, è bene che torni al normale regime con questi passaggi:

- ricorda di dare al tuo corpo il tempo di adattarsi ad ogni tappa prima di andare avanti;

- diminuisci il tempo di digiuno gradualmente ed evita di aumentare il consumo di calorie mangiando come quando non digiuni.

Piuttosto distribuisci il cibo nel tempo libero con pasti a basso contenuto calorico consumati più frequentemente invece di uno o due pasti più grandi;

- aumenta l'apporto calorico durante i periodi di digiuno del 25% del tuo consumo giornaliero di calorie, ogni due settimane. Fai questo fino a quando non arriverai a consumare lo stesso numero di calorie nei giorni di digiuno e la tua dieta si sarà normalizzata;

- se noti un aumento di peso in qualsiasi momento di questo percorso, aumenta l'esercizio con piccoli incrementi così da ridurre la ritenzione idrica. Puoi farlo aumentando leggermente l'intensità dell'allenamento, aggiungendo mezz'ora alle tue sessioni o facendo una passeggiata in più. Prendi le scale quando ti è possibile per aiutare a bruciare quelle calorie in più che il tuo corpo sta trattenendo.

Ricorda che questi passi sono solo delle raccomandazioni e che puoi adattare il tuo piano per armonizzarlo al modo in cui il tuo corpo risponde ai cambiamenti calorici, se mai volessi smettere di digiunare.

Parla con il tuo medico per qualsiasi domanda sulle opzioni di digiuno e sulle regolazioni personalizzate del programma.

Ormoni e salute

Come donna, ci sono diversi ruoli essenziali, ma critici, collegati al consumo di calorie e alla funzione metabolica del corpo. Al suo livello più primordiale, il corpo femminile è stato sviluppato e perfezionato nel tempo per la fertilità e la riproduzione umana.

Il digiuno nelle donne, soprattutto in quelle che non hanno mai digiunato prima, influisce sugli ormoni del corpo in un modo che il corpo degli uomini non condivide.

Ecco uno sguardo più attento ad alcuni degli ormoni colpiti dal digiuno intermittente e a come le donne possono sia identificare, sia opporsi a qualsiasi cambiamento.

Estrogeno e progesterone

Lo squilibrio degli estrogeni è una grande preoccupazione per la salute delle donne di tutte le età. Si tratta di un ormone vitale per il corpo femminile, e avere livelli equilibrati di estrogeni e progesterone è indispensabile per conservare la completa salute fisica della donna. Gli estrogeni e il progesterone contribuiscono alle funzioni corporee primarie delle donne, come le prestazioni metaboliche, le funzioni cognitive, la capacità di gestire l'ansia e lo stress, e la stabilità emotiva in generale.

Tra i potenziali segnali che i tuoi livelli di estrogeni sono squilibrati vi sono:

- livelli di energia più bassi e aumento dell'affaticamento muscolare;

- diminuzione della densità ossea totale e del tono muscolare;

- infertilità, cambiamenti nelle mestruazioni e altri problemi riproduttivi;

- aumento di peso e aumento dei livelli di zuccheri nel sangue.

Per le donne che cercano di rimanere incinte, lo squilibrio estrogeno dovuto al ridotto consumo di calorie può influenzare il ciclo riproduttivo e persino ridurre le ovaie nel tempo. Mentre ci sono ancora pochi test focalizzati sugli effetti del digiuno femminile umano, sono stati effettuati studi approfonditi sui ratti femmina e sul modo in cui il loro corpo ha reagito ai periodi di digiuno, in particolare per quanto riguarda l'equilibrio ormonale e le funzioni riproduttive.

Questi studi hanno scoperto che in un massimo di due settimane dopo l'inizio del digiuno, alcuni dei soggetti femminili del test hanno mostrato livelli più bassi di estrogeni, ridotta fertilità, e ovaie più piccole, mentre altri hanno mostrato poco o nessun cambiamento.

La ragione di ciò, è che periodi di digiuno prolungati o variabili, possono mandare il corpo femminile in un tipo di modalità che possiamo definire "di sopravvivenza". Questa necessità istintiva di concentrarsi sulla sopravvivenza dice al corpo di allontanarsi dall'uso di calorie preziose su ruoli non essenziali, come il preparare l'ambiente per un bambino che non si aspetta, e di usarle in modo più costruttivo per mantenere le funzioni vitali del corpo.

Ecco perché è fondamentale per le donne che hanno in programma di avere un bambino, almeno nei prossimi anni, mangiare regolarmente e continuare a consumare un livello di calorie sano per il loro tipo di corpo e il loro peso.

Un'altra preoccupazione di cui le donne dovrebbero tenere conto, nel considerare quanto il digiuno potrebbe influenzare i loro ormoni, è che uno squilibrio ormonale ha il potenziale di stimolarne un altro. Nella maggior parte dei casi in cui le donne hanno segnalato problemi che ruotano intorno ai loro livelli di estrogeni, questo squilibrio è stato la causa o il peggioramento di uno squilibrio ormonale nella tiroide.

La tiroide è una ghiandola critica del collo che è direttamente collegata ai processi metabolici del corpo. Gli squilibri ormonali nella tiroide possono influenzare negativamente il metabolismo e il suo comportamento.

Quando si tratta di salute ormonale e di equilibrio con il digiuno intermittente, soprattutto per le donne oltre i 50 anni, è un argomento complicato e non è possibile prevedere come il corpo reagirà al digiuno.

L'unico modo per sapere onestamente come il vostro corpo reagirà al digiuno intermittente è fare un piano con tutte le conoscenze che avete raccolto, e provare il programma scelto per due settimane per vedere quali cambiamenti, se ce ne sono, si notano.

Digiuno intermittente e menopausa

La menopausa è un periodo estenuante per le donne, e c'è così tanto che le donne nella fase post-menopausa devono imparare e a cui devono adattarsi. Fortunatamente non devono preoccuparsi di aggravare i loro sintomi introducendo un programma di digiuno nella loro vita quotidiana.

La diminuzione dei livelli di estrogeni in tutto il corpo (effetto della menopausa), fa sì che la distribuzione del grasso cambi, raccogliendo le cellule adipose in nuove aree, e in alcuni casi, causando un inaspettato aumento di peso.

Un'opinione comune tra i professionisti del fitness e della salute è che le donne in menopausa e in post-menopausa, possono sperimentare il maggior numero di benefici, per la salute e il benessere, nel digiuno intermittente rispetto a qualsiasi altro genere o gruppo di età. Gli studi hanno dimostrato che le donne in post-menopausa tendono a perdere fino al doppio del peso rispetto a chiunque altro con lo stesso o simile programma di digiuno.

La ragione è che le donne in menopausa, o che hanno terminato la menopausa, sono statisticamente più propense ad attenersi alla loro dieta e al programma di digiuno rispetto alle donne in pre-menopausa.

Un'altra ragione è che le donne di questa categoria stanno arrivando alla fine, o sono alla fine, del loro ciclo mestruale, e il corpo sa di non aver più bisogno di consumare calorie per i sistemi riproduttivi.

Il rischio di squilibri ormonali è anche ridotto dopo la menopausa, poiché il corpo si adatta a livelli più bassi di estrogeni. Pertanto, diventa più facile adattarsi ad una dieta a ridotto contenuto calorico e ad una più impegnativa tecnica di digiuno intermittente.

Quando le donne non dovrebbero provare il digiuno intermittente

Mentre le donne sono incoraggiate ad approfittare di tutti i benefici che il digiuno intermittente offre, ci sono eccezioni e circostanze specifiche in cui le donne dovrebbero mantenere il loro apporto calorico medio.

Una di queste circostanze è la gravidanza. Le donne che sono incinte, o che cercano di rimanere incinte, non dovrebbero mai intraprendere alcun tipo di digiuno. Gli esperti e i nutrizionisti raccomandano, alle donne incinte, di aggiungere da 300 a 500 calorie alla loro dieta regolare durante il secondo e terzo trimestre.

È anche il momento in cui le donne in gravidanza sperimentano maggiori oscillazioni dei parametri nel sangue. Ad esempio, la maggior parte delle donne riferisce di cali improvvisi della pressione sanguigna e della glicemia, durante la gravidanza, indipendentemente dal fatto che siano state o meno a digiuno, o che abbiano assunto la quantità di calorie raccomandata al giorno.

Alcuni dei rischi per la salute del digiuno durante la gravidanza sono:

- un aumento della possibilità di un parto prematuro;

- un aumento della potenziale riduzione del peso del bambino alla nascita;

- mancanza di vitamine fondamentali per la madre e il bambino;

- maggiori rischi di complicazioni per la salute della madre sia durante che dopo la gravidanza.

Ci sono anche stati studi, che teorizzano, che il digiuno durante la gravidanza può portare a complicazioni di salute nella futura vita del bambino. Tuttavia, non ci sono ancora prove sufficienti per dimostrare pienamente questo.

Considerando che uno dei motivi principali per cui le persone scelgono il digiuno intermittente è quello di perdere peso, questo è qualcosa su cui le donne non dovrebbero concentrarsi durante la gravidanza.

Con queste conoscenze in mano, le donne possono comunque decidere di digiunare durante la gravidanza. Tuttavia, è considerato sicuro solo per le donne che hanno già digiunato per un minimo di due anni prima di rimanere incinta.

Coloro che hanno digiunato così a lungo, come se fosse una seconda natura per loro, e sono preoccupate di come l'aumento di assunzione di calorie potrebbe influire sul loro corpo, dovrebbero parlare con il loro medico sulla possibilità di continuare o meno il digiuno.

Tutte le donne incinte dovrebbero comunque stare lontane dagli zuccheri raffinati e dagli alimenti confezionati, concentrando la loro dieta sulle proteine, sui carboidrati e sui grassi buoni per garantire che il corpo abbia tutto ciò di cui ha bisogno per preservare la salute sia della madre che del bambino.

Anche i bambini di una certa età dovrebbero stare lontani dal digiuno.

Nei loro primi anni, i bambini hanno bisogno di tutte le vitamine e le sostanze nutritive che possono assumere per crescere sani e in forma. I bambini hanno anche un metabolismo più elevato, quindi è essenziale assicurarsi che ricevano la quantità di calorie consigliate; devono evitare qualsiasi complicazione per la salute.

Le ragazze più giovani, o che stanno attraversando la fase della pubertà, non dovrebbero intraprendere il digiuno. È il periodo della vita in cui il rischio di squilibrio ormonale è al massimo e influisce in modo importante sull'organismo.

Il digiuno durante la pubertà può portare a complicazioni sulla fertilità di una donna e sulla sua capacità di sostenere adeguati livelli di estrogeni per tutta la vita.

Anche le persone che sono già sottopeso o che in passato hanno avuto problemi con i disturbi alimentari, dovrebbero evitare qualsiasi tipo di digiuno. Decidere consapevolmente di non mangiare (anche per periodi più brevi), può innescare abitudini e impulsi negativi legati psicologicamente a disturbi come l'anoressia e la bulimia.

Chi fa fatica a mantenere un peso sano per la propria età e corporatura fisica, non trarrà beneficio dal digiuno intermittente perché il proprio corpo ha poco o nessun "peso extra" da perdere, e in genere sta già attuando una qualche forma di sopravvivenza.

Queste persone sono anche incoraggiate a stare lontane dal digiuno intermittente, in modo da non aumentare il rischio di problemi di salute, limitando ulteriormente l'apporto calorico.

Digiuno intermittente per super mamme

Le madri sono sempre in giro e si prendono cura degli altri, tanto che molte madri indaffarate possono dimenticare la loro salute, mentre si concentrano sulla salute e sul benessere della loro famiglia.

Può essere impegnativo trovare il tempo per fare esercizio e diventare facile preda delle voglie, con dispense piene di snack per i bambini.

Il digiuno intermittente sta diventando sempre più popolare tra le mamme attive che cercano di perdere peso, aumentare il tono muscolare o migliorare complessivamente la loro energia. Grazie alla semplicità e alla convenienza, la maggior parte delle mamme trova che sia un gioco da ragazzi organizzare i loro tempi di digiuno intermittente, in mezzo ai loro frenetici orari.

Il digiuno intermittente da mamma presenta le sue sfide, ma più si conosce, e più si sarà in grado di anticipare, preparare o adattare (se necessario) le prove che si presenteranno.

Il digiuno da mamma può essere estenuante

Uno degli effetti più comuni che le mamme a digiuno si trovano ad affrontare, con cui altri utilizzatori del programma potrebbero non avere a che fare, è una notevole diminuzione dell'energia.

Ciò è particolarmente vero nei mesi successivi alla nascita di un bambino. Altri fattori giocano un ruolo in questa preoccupazione. Fattori come l'impegno quotidiano di ogni mamma, il numero di figli di cui ci si prende cura, l'età e il modo di mangiare abituale.

Un'assunzione insufficiente di calorie gioca un ruolo importante nella produzione e nell'uso di energia.

Mentre normalmente uno degli infiniti benefici del digiuno intermittente è un aumento dell'energia e del benessere generale, nelle donne (le mamme in particolare) potrebbe avere effetti opposti. Per questo devono monitorare attentamente i loro cambiamenti ormonali, i cui rischi sono potenzialmente duraturi e svariati, come abbiamo discusso in precedenza.

Un accorgimento per le mamme che hanno bisogno di un aumento di energia durante il loro digiuno è optare per frullati ipocalorici e ad alto contenuto proteico (per coloro che evitano del tutto il cibo) o snack ipocalorici e ad alto contenuto proteico (per coloro che semplicemente riducono le calorie durante i periodi di digiuno). Ci sono infatti cibi che seppur consumati in realtà non interrompono il digiuno.

La seguente ricetta è un ottimo esempio del tipo di succo/frullato che fornisce vitamine essenziali che il corpo può utilizzare per l'energia, senza compromettere i periodi di digiuno intermittente.

Frullato di avocado energizzante

Tempo di preparazione: da 5 a 10 minuti
Tempo totale: da 10 a 15 minuti
Una porzione

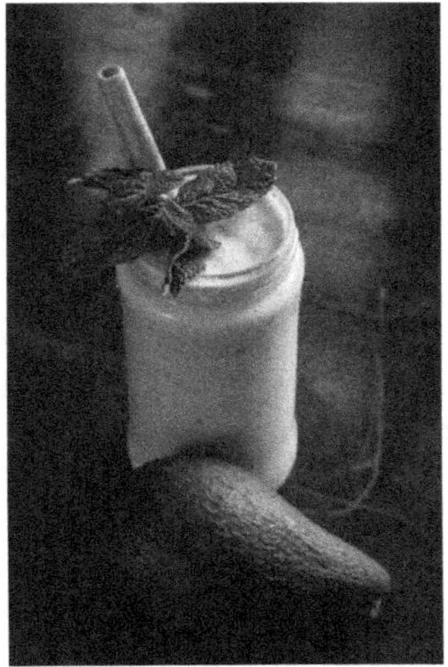

<u>Ingredienti:</u>

una banana grande

un avocado medio/grande, maturo

un lime o limone medio

da 25 a 50 foglie di menta fresca, a seconda dei vostri gusti

500 ml di latte di mandorla

una manciata di scaglie di cioccolato fondente (a piacere)

<u>Preparazione</u>

Taglia la banana e la polpa dell'avocado in pezzetti di piccole o medie dimensioni, e metti il tutto nel frullatore.

Aggiungi la menta, il cioccolato e il latte di mandorla.

Spremi il lime nel composto e aggiungi da 1 a 2 tazze di ghiaccio.

Frulla fino a ottenere una consistenza omogenea.

Consumalo fresco o conservalo in frigorifero.

Per quelle mamme che cercano uno spuntino ad alto contenuto proteico per aumentare l'energia senza dover aumentare sensibilmente il loro apporto calorico, provate queste Bombe energetiche senza cottura

Bombe energetiche

Tempo di preparazione: da 5 a 10 minuti

Tempo totale: 10 minuti

Da 10 a 20 bombe energetiche (a seconda della dimensione delle palline)

<u>Ingredienti</u>

80 g di fiocchi di avena (quelli normalmente usati per la colazione)

80 g di scaglie di cioccolato tritato (si consiglia il cioccolato fondente)

2 o 3 cucchiai di semi di lino

¼ di cucchiaino di estratto di vaniglia

(80 g) quattro cucchiai di miele naturale (biologico è meglio)

100 g di burro di arachidi

<u>Preparazione</u>

Unisci tutti gli ingredienti in una ciotola medio-grande e mescola a mano o con un cucchiaio fino ad ottenere un composto omogeneo.

Una volta mescolati uniformemente, prendi delle piccole manciate di composto e fai delle palline di circa 3 cm di diametro.

Metti i bocconcini su un piatto o un vassoio e trasferiscili in frigorifero o nel congelatore fino a quando non si sono completamente rappresi.

Di solito ci vogliono dai 30 ai 90 minuti.

<u>Suggerimento</u>: se la miscela risultasse troppo appiccicosa o difficile da maneggiare, mentre la preparate, mettetela in frigorifero per 20 minuti.

Questo la raffredderà e la renderà più facilmente plasmabile per essere arrotolata in palline.

Le bombe energetiche possono essere consumate non appena si saranno rapprese, ma dureranno comunque fino a una settimana in frigorifero e fino a tre mesi nel congelatore, se conservate in un contenitore ermetico

Entrambe queste ricette ti forniranno tutta l'energia in più di cui hai bisogno, soddisfacendo la tua golosità e garantendoti la continuità del digiuno.

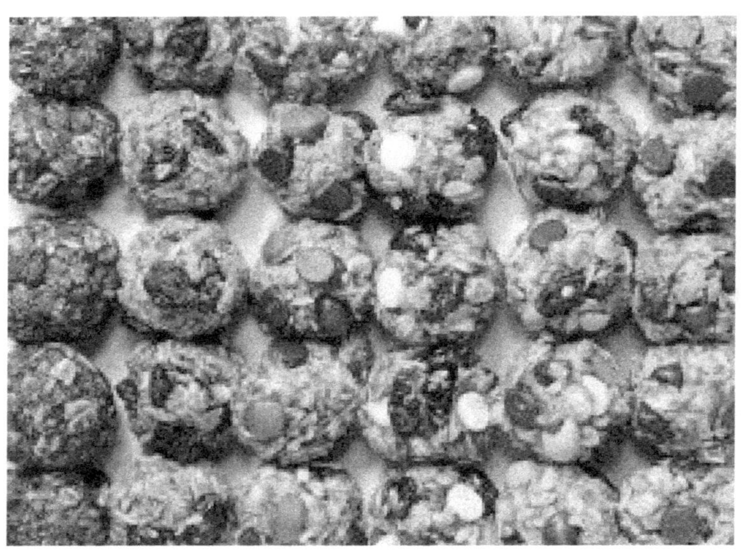

Allattamento al seno durante il digiuno

Per le neo-mamme e le mamme che hanno appena partorito, ci può essere un po' di confusione e di esitazione intorno al fatto che sia, più o meno sicuro, o giusto digiunare durante la fase dell'allattamento.

Le donne impegnate nella loro routine di digiuno intermittente, ma anche preoccupate per il benessere del loro bambino che stanno allattando, possono stare tranquille. Non ci sono prove scientifiche che suggeriscano l'esistenza di un pericolo nell'allattamento al seno durante il digiuno a intervalli regolari.

Il corpo regola il modo in cui brucia le calorie durante l'allattamento per tener conto della produzione di latte. È considerata una delle funzioni corporee essenziali dal cervello durante il periodo di allattamento, garantendo così che un numero adeguato di tutte le calorie assunte sia dedicato alla produzione di latte, sufficiente a mantenere il bambino in salute.

Chi digiuna per più di 24 ore alla volta (di solito per motivi spirituali o religiosi) può assistere a un calo della produzione di latte o a uno svezzamento precoce del bambino. Tuttavia, coloro che digiunano con un programma regolare o alternato, per non più di 12-16 ore alla volta, non dovrebbero vedere alcun cambiamento.

Tuttavia, se state digiunando durante l'allattamento e avete dei dubbi sulla quantità o sulla qualità del latte che il vostro corpo sta producendo, allora dovreste parlare con il vostro medico di tutti i potenziali problemi e delle soluzioni raccomandate.

Il digiuno intermittente è la scelta giusta per me?

Se non rientri in nessuna delle categorie ad alto rischio che abbiamo trattato, e non hai problemi medici preesistenti legati alle funzioni caloriche o metaboliche, sei pronta ad iniziare la tua esperienza con il digiuno intermittente.

Eccoti alcuni pensieri da considerare, e domande a cui rispondere, prima di iniziare qualsiasi tipo di digiuno:

- perché voglio iniziare il digiuno intermittente? Qual è il mio obiettivo principale?

- Come voglio digiunare? Completamente o con calorie ridotte durante il digiuno?

- Quando voglio digiunare e per quanto tempo digiunerò?

- Che tipo di dieta voglio seguire quando posso mangiare?

- In quale giorno inizierò il mio digiuno?

- Ho considerato sia i pro che i contro del programma di digiuno intermittente?

Una volta che hai capito bene come iniziare, sei libera di partire per il tuo viaggio nel digiuno intermittente! Si consiglia sempre di parlare con il proprio medico prima di iniziare qualsiasi nuovo programma di dieta o di esercizio fisico, e il digiuno intermittente non fa eccezione.

Capitolo 3: Comprendere l'incidenza del cibo sul corpo

Capire come il digiuno intermittente ti influenzerà è solo una parte dell'inizio del tuo piano di digiuno. È indispensabile comprendere meglio come il corpo elabora ciò che mangiamo. Una volta fatto questo, sarai in grado di scegliere un nuovo piano di dieta o di fare aggiustamenti alla tua dieta attuale, per massimizzare il tuo potenziale di perdita peso con il digiuno intermittente.

Cosa succede a ciò che mangiamo

Sappiamo tutti che ciò che mangiamo va al nostro stomaco, dove viene scomposto attraverso il processo di digestione, ma molte persone non sanno o non hanno mai pensato in cosa viene scomposto esattamente e quale funzione ha nel corpo.

Il nostro corpo si affida a noi per consumare non solo la giusta quantità di cibo per promuovere la nostra salute, ma anche per scegliere gli alimenti giusti a sostenere i processi fisici che si attivano quando digiuniamo.

Quando mangiamo, ingeriamo decine di diverse sostanze chimiche e nutrienti di cui abbiamo bisogno per mantenere regolari le funzioni corporee. Una volta che sono scomposti, il corpo li porta dove sono necessari, e questi compiono la loro magia per migliorare la nostra salute fisica generale e la resistenza.

Ci sono tre nutrienti primari di cui il corpo ha bisogno per mantenere tutto funzionante, come dovrebbe. Proteine, grassi e carboidrati, noti come macronutrienti, forniscono la base di ogni funzione che il corpo mantiene, dalla capacità mentale alla salute del cuore.

Quando impariamo a bilanciare questi nutrienti nella nostra dieta utilizzando le calorie che assumiamo, diamo al nostro corpo la forza necessaria per continuare a funzionare, sia che si tratti di una giornata media o di una giornata extra stressante.

Ecco uno sguardo più attento ai macronutrienti e ai ruoli specializzati che svolgono.

Proteine

Le proteine sono il primo dei tre macronutrienti; il corpo non può funzionare senza di esse.

Le proteine sono un nutriente vitale che è più comunemente associato alla costruzione e alla riparazione dei muscoli, e costituiscono circa il 15% del corpo umano medio.

Mentre le proteine possono provenire da altre fonti come i fagioli e le noci, la maggior parte delle persone assume, la quasi totalità delle proprie proteine quotidiane, consumando carne e altri prodotti animali come latte e uova.

Per i vegani, i vegetariani e chiunque altro preferisca evitare di mangiare animali e i loro derivati, esistono diverse fonti proteiche vegetali come la canapa e la soia.

Le proteine svolgono altri ruoli critici nell'organismo, tra cui:

- aumentare le funzioni metaboliche;

- migliorare il sistema immunitario per una difesa più vigorosa contro malattie e patologie;

- donare senso di sazietà, che ci fa sentire pieni più a lungo dopo aver mangiato.

Le proteine sono essenziali per le prestazioni del corpo, è quindi necessario consumarne una quantità sufficiente durante i periodi in cui si mangia. La maggior parte dei medici e dei nutrizionisti raccomandano di pianificare dal 15 al 35% dell'apporto calorico giornaliero proveniente dalle proteine.

È solo un suggerimento generale basato su studi scientifici. I corretti livelli di consumo di proteine sono determinati da diversi fattori personali, tra cui il sesso, l'età e il peso attuale.

Quando pianifichi i tuoi pasti, cerca di concentrarti sul consumo di proteine complete, che contengono tutti e nove gli amminoacidi, poiché il corpo non può produrne abbastanza da solo. Queste fonti proteiche sono anche note come proteine di alta qualità o ideali.

Sono l'opzione migliore per aggiungere un apporto proteico ottimale ai pasti perché con esse si garantisce che il corpo ottenga il massimo da ogni boccone durante il pasto.

Le proteine che non contengono tutti questi aminoacidi sono chiamate proteine complementari e forniscono comunque più che a sufficienza le sostanze nutritive vitali di cui il corpo ha bisogno, solo in dosi meno efficaci.

Le diete ad alto contenuto proteico sono incoraggiate con qualsiasi routine di digiuno intermittente, per mantenere il corpo sano e per sentirsi sazi durante i periodi in cui non si mangia. Tuttavia, è bene considerare i potenziali rischi per la salute che ne derivano prima di buttarsi in una dieta principalmente a base di proteine.

Alcuni dei più comuni rischi e complicazioni potenziali includono:

- aumento del rischio di malattie cardiache e di altri problemi cardiaci;

- diminuzione della salute dei reni e delle loro prestazioni;

- aumento dei livelli di colesterolo e della pressione sanguigna;

- mal di testa ed emicranie inattese.

Uomini e donne possono entrambi trarre beneficio dall'assunzione o dal consumo di integratori proteici sia sotto forma di pillole che di frullati, ma non dimenticare mai che gli integratori non sono destinati a sostituire gli alimenti ad alto contenuto proteico nella nostra dieta. Il loro scopo è semplicemente quello di aiutare a bilanciare le carenze proteiche che si possono incontrare.

Grassi e calorie

Il secondo macronutriente essenziale sono i grassi. Anche se spesso ci viene detto di evitare i grassi nella nostra dieta, quando stiamo cercando di perdere peso, ci sono grassi sani di cui il corpo ha bisogno non solo per l'energia ma anche per:

- fornire gli acidi grassi di cui il corpo ha bisogno e che non può produrre da solo;

- permettere l'assorbimento delle vitamine in tutto il corpo;

- promuovere i processi di combustione dei grassi;

- mantenere le funzioni riproduttive attive nelle donne.

Il digiuno può causare complicazioni con il sistema riproduttivo femminile (come abbiamo discusso nell'ultimo capitolo)

Assumere grassi per sostenere la perdita di peso suona come un ossimoro, ma è vero che assumere i grassi giusti aiuta a bruciare i grassi immagazzinati, quando questi sono consumati in quantità adeguate. Questo perché non tutti i grassi fanno male alla salute.

Dai un'occhiata ai diversi grassi che mangiamo e a come questi influiscono sul corpo.

Grassi saturi: questi grassi fanno male alla salute e dovrebbero essere evitati o consumati con moderazione. I grassi saturi sono più comunemente associati all'obesità e alle malattie cardiache. Carni rosse, oli da cucina e burro sono tutti esempi di grassi saturi che mangiamo ogni giorno.

Grassi monoinsaturi: questo è uno dei tipi di grassi più sani che consumiamo e può essere usato per coadiuvare la perdita di peso, se assunto nelle giuste quantità.

Questi grassi aiutano anche a rafforzare le cellule e ad abbassare il colesterolo. Avocado e oli vegetali sono scelte dietetiche comuni per coloro che cercano di aggiungere più grassi sani alla loro dieta.

Grassi polinsaturi: un altro grasso sano; i grassi polinsaturi hanno il merito di fornire gli acidi grassi organici di cui il nostro corpo ha bisogno ma che non produce da solo.

Questi grassi vengono utilizzati per le funzioni cerebrali vitali. Sono consigliati a chi ha problemi cardiaci perché aiutano ad abbassare i livelli di colesterolo cattivo nel corpo e a migliorare la salute cardiaca.

I grassi polinsaturi provengono da semi, noci e pesci come il salmone.

Mentre questo è un grasso sano per il corpo, si raccomanda comunque che venga consumato nella giusta misura

Grasso trans: questo è uno dei grassi più disponibile e malsano che le persone possano mangiare. I grassi trans sono grassi lavorati che hanno subito una trasformazione nota come idrogenazione (grassi idrogenati).

Attraverso l'idrogenazione, i grassi sani vengono convertiti in prodotti grassi solidi, come la margarina, per evitare che vadano a male. La maggior parte degli alimenti trasformati e dei cibi fritti sono ricchi di grassi trans e aumentano il rischio di malattie cardiache e di obesità. Negli ultimi vent'anni circa, la gente ha preso atto e si è espressa contro l'uso dei grassi trans nei prodotti disponibili nei supermercati, soprattutto quelli destinati ai bambini.

Di conseguenza, ci sono più alimenti senza grassi trans oggi rispetto a qualche anno fa.

Molte persone usano il conteggio delle calorie come mezzo per perdere peso, sia che partecipino o meno al digiuno intermittente.

Essere consapevoli, non solo di quante calorie consumiamo ogni giorno, ma da dove provengono queste calorie, è un'abilità preziosa che può fare la differenza quando si tratta di ottimizzare i risultati che si possono ottenere attraverso il digiuno.

Carboidrati

Terzo macronutriente essenziale per la dieta umana, i carboidrati influenzano i nostri livelli di energia più di qualsiasi altro tipo di macronutriente. I carboidrati contengono glucosio, che una volta scomposto, viene bruciato come energia per ogni funzione significativa, dal cervello, ai tessuti e agli organi interni. I carboidrati sono anche responsabili dell'alterazione del livello di zuccheri nel sangue e sono particolarmente importanti per il monitoraggio dei diabetici e di persone con problemi di salute legati agli zuccheri.

Essi sono fondamentali per il funzionamento del corpo, (ci sono diversi tipi di carboidrati), ed è essenziale conoscerli per concentrare la tua dieta su quelli più produttivi.

Gli amidi: gli amidi sono anche noti come carboidrati complessi perché contengono catene di glucosio più lunghe rispetto agli altri carboidrati. A causa della loro composizione, il corpo impiega più tempo per elaborarli e, se consumati correttamente, possono essere benefici per la salute digestiva e un prezioso strumento per la perdita di peso.

Zuccheri: noti come carboidrati semplici, gli zuccheri sono suddivisi in due categorie i monosaccaridi e disaccaridi. Ci sono innumerevoli fonti di zuccheri che mangiamo ogni giorno, dai dolci ai prodotti lattiero-caseari. Ci sono anche alcuni cereali e verdure che forniscono elevate quantità di zuccheri nel corpo. Gli zuccheri sono fatti principalmente di glucosio e quindi non richiedono molto tempo per essere trasformati dal corpo. Essi contribuiscono ad aumentare la produzione di grassi e i rischi per la salute legati al diabete

Oligosaccaridi: questi carboidrati sono una combinazione di amidi e zuccheri che rientrano nella categoria dei macronutrienti. Si verificano quando da 3 a 10 molecole di zucchero semplici si collegano tra loro per formare una lunga catena simile alla composizione dei filamenti di amido. Ci mettono più tempo a scomporsi rispetto agli zuccheri semplici e hanno un sapore dolce. Fonti comuni di oligosaccaridi sono ad esempio porri e grano.

Fibre: l'ultimo tipo di carboidrato, la fibra, è anche uno dei più salutari per coloro che cercano di migliorare la loro funzione digestiva e aumentare la perdita di peso. La fibra è composta da filamenti, sia solubili che insolubili, che il corpo non è in grado di bruciare come fonte di energia. Pertanto, coloro che seguono diete ad alto contenuto di fibre, si sentono pieni più a lungo mentre il corpo cerca di elaborare la fibra prima di espellerla. È indispensabile per il benessere e il buon funzionamento del colon.

Quando si cerca di capire come aggiungere una sana quantità di carboidrati, senza avere nessuno degli effetti negativi che possono scatenare, la cosa migliore è evitare di aggiungere zucchero a quello che si mangia e consumare solo cereali integrali che sono ad alto contenuto di fibre.

Suggerimenti utili:

- prediligi frutta e verdura quando cerchi di aumentare il contenuto di fibre alla tua dieta. Meglio se freschi e di stagione. In alternativa puoi usare quella in scatola o surgelata purché non contenga zuccheri aggiunti.

- Controlla sempre le etichette quando acquisti cibi preconfezionati! Anche i cibi sani possono contenere una quantità eccesiva di carboidrati che può farti rallentare nel raggiungimento dei tuoi obiettivi.

- Riempi la tua cucina di legumi. Non solo forniscono una buona fonte di carboidrati sani, ma sono anche un'utile fonte proteica a basso contenuto di grassi e ad alto contenuto di vitamine e minerali essenziali come ferro e potassio.

Se non puoi rinunciare completamente ai latticini, prova a consumare solo prodotti caseari a basso contenuto di grassi o privi di grassi. Contengono meno lattosio, un disaccaride, che molte persone hanno difficoltà a digerire. I latticini, se consumati in porzioni controllate, possono essere ottime risorse di proteine, e micronutrienti fondamentali, di cui l'organismo ha bisogno per mantenersi in salute.

Si tratta solo di essere consapevoli di cosa si mangia e in quale quantità.

Trovare la dieta giusta per la tua routine di digiuno

Ora che sai di cosa ha bisogno il corpo dalla dieta che lo alimenta, diamo un'occhiata al tipo di cibo più consigliato per il digiuno intermittente e perché funziona così bene con il programma.

Una varietà di studi hanno mostrato diversi risultati per quanto riguarda la suddivisione dei macronutrienti nella dieta rispetto alle varie "tipologie di corpo", in particolare coloro che sono in sovrappeso. Nonostante tutte le ricerche fatte sull'argomento, non c'è ancora una risposta definitiva su come la dieta di un individuo dovrebbe essere composta in relazione ai macronutrienti.

C'è, tuttavia, un rapporto raccomandato all'interno di un intervallo, per soddisfare gli obiettivi dietetici di tutti. Utilizzando i dati raccolti attraverso studi su una varietà di persone di età, sesso e tipo di corpo diversi per due anni, i migliori nutrizionisti e dietisti concordano sul fatto che, per stimolare e promuovere la perdita di peso senza minacciare la salute generale dell'organismo, l'equilibrio dei macronutrienti consumati attraverso le calorie dovrebbe essere il seguente:

Proteine: dal 10 al 35%

Grasso: dal 20 al 35%

Carboidrati: Dal 45 al 65 %.

Quale sia il metodo di digiuno intermittente migliore per te, è impossibile dirlo senza passare attraverso test ed errori, poiché ogni corpo reagisce e si adatta diversamente ai cambiamenti dietetici. La chiave è dare al tuo corpo il tempo di adattarsi a una nuova dieta prima di rinunciare o di cadere nella frustrazione. Ricorda sempre di parlare con il tuo medico prima di iniziare qualsiasi tipo di nuova dieta, soprattutto se hai già problemi di salute legati al peso.

Come si deve mangiare nel digiuno intermittente

Il tipo di dieta consigliata per chi prova il digiuno intermittente è quella ad alto contenuto proteico e a basso contenuto calorico. Poiché il digiuno è già atto a ridurre il consumo di calorie a beneficio della salute, una dieta a basso contenuto calorico coopererà ad aumentare la perdita di peso totale quando la si associa ad esso.

Una dieta ad alto contenuto proteico aiuta a non affaticare il corpo durante i periodi di assenza di cibo. Aiuta anche a diminuire la quantità di grassi e carboidrati non salutari consumati, poiché le proteine saranno la fonte primaria del fabbisogno calorico giornaliero.

La dieta Chetogenica e la dieta mediterranea sono due delle diete ad alto contenuto proteico e a basso contenuto calorico più diffuse sulla scena sanitaria odierna.

Le esamineremo più da vicino nei prossimi capitoli.

La seguente ricetta è una cena veloce, perfetta come pasto più sostanzioso della giornata per chi usa la dieta mediterranea (anche se molte volte è preferibile che la cena sia il pasto più leggero in questa dieta, tutto dipende dalla quantità di calorie da distribuire durante la giornata) mentre intraprende il digiuno intermittente.

Funghi Portobello con ripieno vegetariano di quinoa

Tempo di preparazione: da 5 a 10 minuti

Tempo totale: da 30 a 35 minuti

Quattro porzioni

<u>Ingredienti per i funghi</u>

Quattro grossi funghi portobello, puliti e senza gambo

30 ml di olio di cocco (o un sostituto scelto)

30 ml di aceto balsamico

15 ml di succo di lime o succo di limone medio/grande

<u>Ingredienti per il ripieno</u>

20 ml di olio di cocco (o un sostituto scelto)

60 g di quinoa, cotta in anticipo

350 g di patate dolci, tagliate a dadini

230 g di peperone, tagliato a dadini

230 g di cavolo rosso, tritato

110 g di fagioli neri, cotti in anticipo

Un cucchiaino di cumino macinato

Un cucchiaino di paprika dolce o peperoncino in polvere

½ cucchiaino di sale, sale marino o sale integrale è meglio

<u>Preparazione</u>

Preriscalda il forno a 200 gradi e prepara una teglia per i funghi.

Mescola un cucchiaio di olio di cocco fuso (o sostituto scelto), succo di lime, aceto balsamico, cumino macinato, paprika o peperoncino in polvere e sale.

Spennella generosamente la miscela su ogni lato dei funghi e mettili da parte su un piatto.

Scalda in una padella grande, a fuoco medio, un cucchiaio di olio di cocco.

Quando l'olio è caldo, aggiungi le patate dolci a dadini e il peperone. Copri e cuoci per 3-5 minuti, fino a quando non saranno leggermente rosolati. Toglili dal fuoco e mettili da parte.

Sempre nella padella aggiungi il cavolo rosso tritato, il cumino, la paprika o peperoncino in polvere e il sale. Cuoci scoperto per altri 3-5 minuti o fino a quando le verdure non sono morbide e leggermente dorate.

Toglile dal fuoco e trasferisci il contenuto in una ciotola. Metti da parte.

Utilizza la stessa padella per cuocere i funghi facendoli soffriggere per un minuto e poi coprendoli, al vapore, per un altro minuto per ogni lato. Adagiali su una teglia da forno, con l'incavo rivolto verso l'alto.

Aggiungi la quinoa e i fagioli neri nella ciotola contenente le verdure precedentemente rosolate e mescola accuratamente.

Utilizza il composto appena ottenuto per farcire i funghi in modo uniforme.

Metti in forno e cuoci per circa 5 minuti. (Il ripieno deve essere caldo e leggermente rosolato in superficie).

Servi subito; puoi accompagnarli con una salsa dietetica.

*Le patate dolci possono essere sostituite, se preferisci, con della zucca.

*Per coloro che non amano i funghi, le melanzane o i peperoni possono essere un'altra base eccellente per questo piatto.

*Il ripieno avanzato può essere usato come condimento per tacos o per un'insalata con il prossimo pasto.

*Le verdure possono essere grigliate prima di farle rosolare (se preferisci)

I funghi avanzati sono deliziosi, anche come piccolo antipasto. Questi funghi si conservano in frigorifero per tre o cinque giorni, ma è sconsigliato il congelamento.

Possono essere riscaldati in forno a 240 gradi per 5 minuti circa.

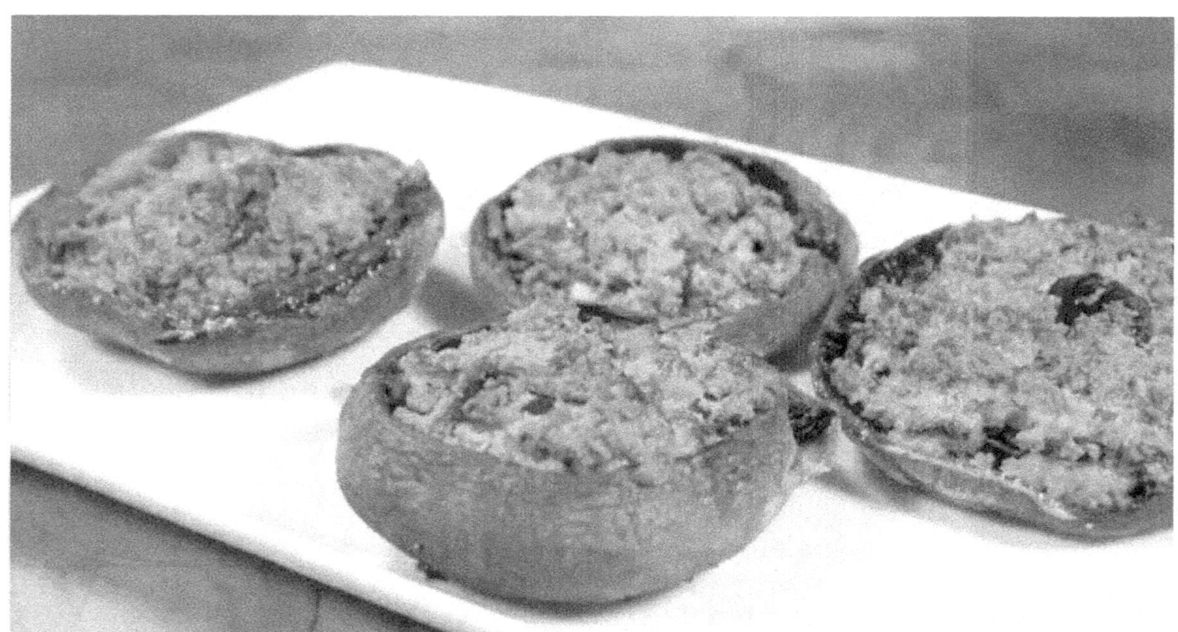

Come identificare il "tipo di corpo" e perché è importante con il digiuno intermittente

Equilibrare la propria dieta è il modo migliore per ottimizzare i risultati quando si prova il digiuno per la prima volta, indipendentemente dal metodo o dalla tecnica scelta. Il digiuno intermittente influenza il corpo di ogni persona in modo diverso, quindi è impossibile dire con certezza quale forma di digiuno funziona meglio per te.

Tuttavia, è più facile restringere le tue opzioni quando riesci ad identificare il tipo di corpo e sai quale programma di digiuno intermittente si è dimostrato più efficace per quest'ultimo.

Secondo gli esperti di salute e fitness, ci sono quattro tipi di corpo principali.

Essi sono collegati agli organi che li influenzano e sono ampiamente accettati come uno dei migliori strumenti da utilizzare per scoprire quali diete, programmi di esercizio fisico, o metodi di digiuno intermittente ti aiuterà ad ottenere i risultati migliori.

A questo scopo, puoi identificare il tipo di corpo dal luogo in cui si trovano i tuoi più grandi depositi di grasso.

Adrenalina: questo è uno dei tipi di corpo più comuni quando si tratta di dieta, fitness e digiuno intermittente. Quelli con il tipo di corpo surrenale vedono la maggior parte delle loro riserve di grasso accumularsi in quello che viene definito "il core" e intorno al viso.

Queste persone normalmente si rivolgono al cibo quando si sentono stressate. Il corpo surrenale si comporta come se fosse sempre in una situazione di forte stress e rilascia cortisolo dai reni che fa venir voglia di cibo spazzatura, di dolci e di snack salati.

Fegato: le persone con un tipo di corpo modellato dalla loro funzione epatica, in genere consumano livelli di alcolici più elevati rispetto ad altri.

Si riconosce dall'accumulo di grasso nello stomaco che crea un effetto "pancia da birra". Le diete ad alto contenuto proteico non sono raccomandate per le persone con questo tipo di corpo, perché il fegato non funziona come dovrebbe, e l'aumento del consumo di proteine potrebbe portare ad ulteriori problemi.

Tiroide: questo tipo immagazzina il suo grasso in tutto il corpo e include non solo il core, ma anche le braccia, le gambe e la schiena. Altri segni di squilibrio della tiroide possono apparire come diradamento, indebolimento o perdita estesa di capelli, o pelle flaccida intorno al viso.

Le persone con questo tipo di corpo spesso soffrono di un'intensa stanchezza e non sono in grado di liberarsene. La ragione di ciò è di solito la mancanza di sostanze nutritive vitali nel corpo, e può essere risolta con l'assunzione giornaliera di multivitaminici.

Ovarico: le donne con il tipo di corpo ovarico immagazzinano la maggior parte del loro grasso appena sotto l'ombelico, così come nei fianchi e nelle cosce.

Hanno difficoltà con il ciclo mestruale e molto probabilmente soffrono di uno squilibrio ormonale estrogeno o di altro tipo. Le donne con questo tipo di corpo tendono anche a soffrire di carenze di calcio, che può essere bilanciato assumendo un supplemento, soprattutto se si segue una dieta con poca o nessuna presenza di latticini

Ora dovresti avere una migliore comprensione del rapporto tra il tuo corpo e il cibo che mangi. Puoi usare queste conoscenze per trovare la dieta giusta, l'esercizio fisico e il programma di digiuno intermittente, e poterli indirizzare verso le tue esigenze, mettendoti sulla strada della salute e della felicità.

Capitolo 4: Digiuno intermittente e dieta mediterranea

La dieta mediterranea ruota intorno al concetto che una vita sana dipende dal consumo di alimenti integrali. È anche una delle diete più raccomandate dagli esperti e dagli appassionati di digiuno intermittente.

Le ricette sono semplici, e molte di esse sono a base di verdure. Si tratta di una dieta particolarmente utile per i vegetariani, e per chi potrebbe aver bisogno di ridurre o eliminare il consumo di proteine derivanti dalla carne. Per coloro che mangiano carne come parte significativa della loro dieta quotidiana, non preoccupatevi! Ci sono molti modi per gustare la carne all'interno della dieta mediterranea.

Continua a leggere per vedere più da vicino la dieta mediterranea, come funziona, e come aiuta con qualsiasi tecnica di digiuno intermittente.

Cos'è la Dieta Mediterranea?

Attraverso studi approfonditi condotti a partire dagli anni '60, gli scienziati hanno notato e dimostrato che le persone che vivono nella regione mediterranea del mondo (Grecia, Italia meridionale, Spagna e Turchia) hanno una durata della vita più lunga e sviluppano meno malattie croniche rispetto alle persone che vivono ad esempio negli Stati Uniti. Hanno scoperto che una delle ragioni principali è dovuta alla grande differenza nella dieta quotidiana tra le due popolazioni.

La dieta mediterranea non è incentrata su come mangiano, ma su ciò che mangiano quotidianamente. La dieta nordamericana è piena di prodotti trasformati, fast food e conservanti chimici. Allo stesso tempo, le persone che vivono intorno al Mar Mediterraneo approfittano del loro ambiente per preparare i pasti con prodotti freschi, e le proteine che possono ricevere dalle coltivazioni locali. Gli abitanti del Mediterraneo consumano anche un livello di frutta e verdura molto più elevato rispetto agli americani, che in genere hanno una dieta a base di proteine animali o di carboidrati trasformati.

La cosa bella della dieta mediterranea è che cambia il modo in cui le persone pensano, a cosa e come mangiano, invece di indicare solo una manciata di alimenti consentiti, che potrebbero limitare la tua voglia di uscire a mangiare con gli amici o di regalarti qualcosa di dolce dopo cena.

La dieta mediterranea è molto popolare tra gli appassionati di cucina che hanno a cuore la loro salute, i principianti e le persone che hanno lottato con l'attaccamento al cibo in passato e vivono sotto un forte regime restrittivo.

Invece di essere presentata come una lista ristretta di alimenti insaporiti e porzioni insoddisfacenti, questa dieta e le sue ricette sono pensate per soddisfare il tuo piano nutrizionale con ingredienti deliziosi ispirati al Mediterraneo.

La dieta mediterranea ha lo scopo di insegnare a chi la segue come celebrare il cibo e godere di un buon pasto con una sana prospettiva. Ogni pasto dovrebbe essere ricco di colore, con una varietà di ingredienti freschi, e farvi sentire come se non foste affatto a dieta!

La maggior parte dei pasti che le persone consumano nella dieta mediterranea sono a base di frutta o verdura con cereali integrali sani, per aumentare ulteriormente i livelli di nutrienti in ogni piatto. I cereali integrali richiedono più tempo per essere lavorati nel corpo rispetto agli altri cereali, e ti aiutano a sentirti sazia per un periodo di tempo più lungo dopo aver mangiato. È un fattore essenziale per coloro che scelgono quale dieta è la migliore per loro durante il digiuno intermittente, specialmente se stanno pianificando di digiunare per periodi più prolungati o sufficientemente veloci e a giorni alterni.

Il salmone è una delle proteine più comuni presenti nelle ricette della dieta mediterranea a causa del suo alto livello di grassi sani e alla grande varietà di usi che se ne può fare.

Gli alimenti che le persone dovrebbero evitare nella dieta mediterranea includono: le carni rosse grasse, gli alimenti trasformati di qualsiasi tipo, ma soprattutto quelli ad alto contenuto di zuccheri, e i latticini, ad eccezione di piccole porzioni occasionali.

Come funziona la dieta mediterranea?

Per chi non ha molta esperienza nella dietetica o ha avuto difficoltà a stare a dieta in passato, quella mediterranea può sembrare troppo bella per essere vera. Il consumo di riso, pasta e cereale non è così limitato, purché si tratti della loro versione integrale. La frutta, che può essere ad alto contenuto di zuccheri, è uno dei punti cardine di questa dieta, che rende più facile soddisfare il desiderio di cibi dolci senza dover ricorrere ad un biscotto o ad un gelato.

Al centro del programma della dieta mediterranea c'è la semplicità:

- consumare solo cereali integrali e farlo ad ogni pasto;

- incentrare ogni piatto su frutta o verdura, a seconda del tipo di pasto;

- sostituire la maggior parte delle proteine dei prodotti a base di carne con noci e legumi;

- ridurre l'assunzione di sale utilizzando invece le erbe per migliorare il sapore;

- bere vino rosso, ma con moderazione.

Molte persone che seguono la dieta mediterranea non solo iniziano a vedere la perdita di peso rapidamente non appena il loro corpo si adatta, ma iniziano anche a sentirsi meglio da subito. L'aumento dei livelli di energia, il miglioramento dell'umore e la maggior chiarezza mentale, sono solo alcuni dei benefici che si riscontrano nella prima o seconda settimana.

Il cambiamento più significativo, che la dieta mediterranea porta alla maggior parte delle persone, è quello di introdurre ingredienti più freschi e naturali nella loro vita quotidiana, eliminando i cibi preconfezionati e lavorati che spesso riempiono le nostre dispense.

Ecco un esempio di una ricetta facile e deliziosa, per i principianti, ma anche per cuochi ed esperti.

Patsavouropita (Crostata di formaggio greco)

Tempo di preparazione: da 5 a 10 minuti
Tempo totale: da 35 a 40 minuti
Otto porzioni

Ingredienti

Sei sfoglie di pasta fillo (in alternativa usare la pasta sfoglia)
200 g di feta, sbriciolata
100 g di parmigiano, grattugiato
Due uova medie o grandi
Due cucchiai di yogurt greco, bianco
Qualche fogliolina di menta fresca, tritata
¼ di cucchiaino di noce moscata
Pepe a piacere
Olio d'oliva

Preparazione
Preriscalda il forno a 180 gradi.
Stendi la pasta su un bancone pulito o su un tagliere e spennellala leggermente con l'olio d'oliva.

Arriccia delicatamente le sfoglie fino a quando non assomigliano a un pezzo di stoffa raccolto o una tenda. Ripeti questi passaggi con ogni foglio e utilizzali per foderare il fondo di una grande teglia da forno.

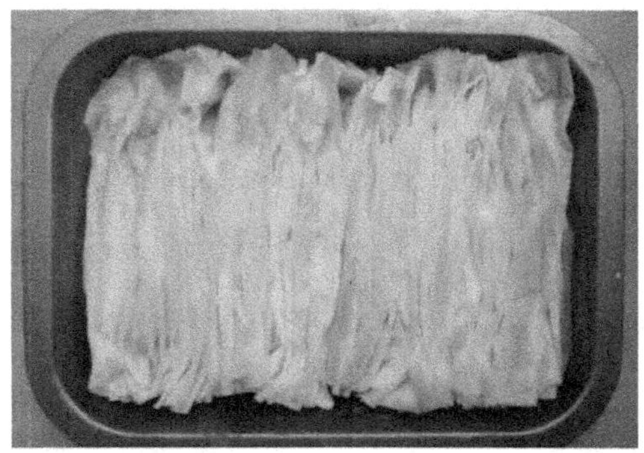

Inforna e lasciali cuocere per cinque minuti.

Metti i formaggi, le uova, lo yogurt, la menta e le spezie in una grande terrina con un cucchiaio di olio d'oliva e mescola fino a quando gli ingredienti non sono completamente amalgamati.

Versa il composto appena ottenuto sulla pasta precotta.

Rimetti la teglia in forno e cuoci fino a quando la parte superiore non prende un colore marrone chiaro/dorato (circa 30 minuti).

Servi subito e buon appetito!

Consiglio: dai una spruzzatina di feta in più e un filo d'olio d'oliva sulla parte superiore prima della seconda infornata, per aggiungere ancora più sapore al piatto.

È essenziale ricordare che tutti gli ingredienti extra aggiungono calorie al pasto, quindi ricordalo se stai tenendo il conto delle calorie.

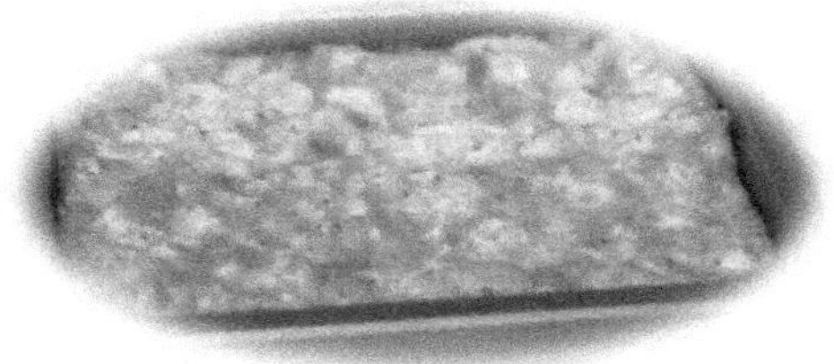

Quali sono i benefici per la salute della dieta mediterranea?

Senza dubbio, il beneficio più notevole per la salute della dieta mediterranea è che cambia il modo di pensare alla dieta, aiutando le persone a costruire un rapporto sano con il cibo.

Non è solo un programma di dieta temporanea per raggiungere un obiettivo di perdita peso. Invece, ispira significativi cambiamenti nello stile di vita, e sulla nostra salute generale.

È per questo che quasi tutti coloro che abbracciano lo stile alimentare mediterraneo vedono una perdita di peso maggiore rispetto a qualsiasi altra dieta che hanno provato.

La dieta mediterranea è spesso elogiata per la sua capacità di aiutare chi la segue a migliorare la salute cardiaca oltre alla perdita di peso. Gli alimenti suggeriti come parte della dieta mediterranea includono alti livelli Omega-3 e grassi monoinsaturi; entrambi aiutano a ridurre il colesterolo e a migliorare le prestazioni del cuore.

Altri problemi di salute che la dieta mediterranea ha dimostrato di aiutare a contrastare o controllare sono:

- diabete;

- Parkinson;

- Alzheimer;

- complicazioni digestive;

- stress cronico, ansia e instabilità emotiva.

Si è anche dimostrata particolarmente indicata per combattere l'invecchiamento, grazie ai più alti livelli di grassi monoinsaturi previsti nel piano giornaliero raccomandato dal programma.

Studi hanno dimostrato che può aiutare a ridurre il rischio di sviluppare il cancro, e anche combattere le cellule tumorali esistenti nel corpo.

È particolarmente indicata per coloro che vedono un aumentato rischio di malattie legate all'apparato digerente, come il cancro al colon e all'intestino. Un fattore significativo per trarre il massimo vantaggio da questo beneficio per la salute, è la sostituzione degli oli da cucina e del burro con oli d'oliva naturali, i cui effetti positivi sono ampiamente studiati e pubblicati negli ambienti sanitari e medici.

Un aspetto della dieta mediterranea che la gente non può smettere di elogiare è il fatto che piccole quantità di vino rosso non solo sono consentite, ma anche incoraggiate. La dose giornaliera consigliata, tuttavia, è di soli 120 grammi per le donne (1 bicchiere) e 240 grammi per gli uomini (2 bicchieri), in quanto anche il vino contiene un buon livello di zuccheri.

Ci sono rischi per la salute con questa dieta?

Nonostante i suoi innumerevoli benefici per la salute, questa dieta non è sempre la migliore scelta per chiunque. Non ci sono molti rischi per la salute associati a questa dieta, ma è essenziale capire i problemi che possono presentarsi, soprattutto se si ha dei precedenti con alcuni di essi.

1. Uno dei potenziali problemi del programma, è dato dal fatto che quando si incomincia a perdere peso rapidamente semplicemente cambiando ciò che si sta consumando, si è tentati di diminuire o abbandonare l'attività fisica.

2. Mentre i grassi contenuti nella dieta mediterranea sono sani per il corpo, essi sono comunque grassi e possono passare dall'essere un beneficio per la salute a diventarne un rischio, se questi non vengono bruciati attraverso un regolare esercizio fisico.

Quando ci si sente a proprio agio con la dieta, questo è da tenere in considerazione soprattutto se si è predisposti a malattie cardiache.

3.   Coloro che lottano con una carenza di proteine possono trovarsi a dover integrare la dieta con proteine in polvere, o altro, per soddisfare il fabbisogno senza aggiungere un numero significativo di calorie.

Se hai questo problema, ma non vuoi prendere nulla per integrare la tua dieta, puoi concentrarti su verdure e carni magre che si adattano alla dieta mediterranea, e che contengono anche più proteine rispetto ad altre scelte alimentari.

Come funziona la dieta mediterranea con il digiuno intermittente?

Il digiuno intermittente e la dieta mediterranea vanno di pari passo quando si tratta di migliorare la salute generale e di aumentare la perdita peso. Molti dietisti e professionisti del settore medico raccomandano questa dieta a coloro che cercano di cambiare le loro abitudini alimentari, e quando iniziano un piano di digiuno intermittente.

Il digiuno è una parte significativa della cultura mediterranea grazie all'influenza del cattolicesimo e del cristianesimo ortodosso orientale, diffuso un po' in tutta la regione. Queste versioni del cristianesimo richiedono ai praticanti di digiunare per motivi spirituali e come dimostrazione di devozione al proprio credo. Le regole specifiche del digiuno per queste confessioni cristiane variano a seconda della pratica.

In quella ortodossa orientale, che è la più restrittiva e viene osservata con continuità, si digiuna circa 200 giorni all'anno.

Chi digiuna il mercoledì e il venerdì spesso adotta una dieta vegana per assumere le calorie consentite. Non possono consumare proteine animali o sottoprodotti (tranne il miele biologico), non bevono alcolici (se non piccole quantità di vino rosso nei giorni di non digiuno), e non hanno l'olio d'oliva.

Altri abbracciano una routine di digiuno simile al metodo 16/8 del digiuno intermittente (di cui parleremo al capitolo 6), dove saltano la colazione ogni giorno e consumano solo due pasti più piccoli, più tardi, nella giornata.

I più devoti e dedicati digiunatori ortodossi orientali, seguono un programma di digiuno simile al piano di digiuno intermittente a giorni alterni (anch'esso trattato nel Capitolo 6). I loro periodi di digiuno durano dalle 20 alle 24 ore a giorni alterni, e durante questo periodo, non possono consumare cibo. Sono anche incoraggiati ad evitare calorie provenienti da eventuali bevande.

La dieta mediterranea è particolarmente buona per coloro che si avvicinano al digiuno intermittente riducendo il numero di calorie. Anche se ancora non sono riusciti a escludere completamente il cibo, quello consumato nella dieta mediterranea è solitamente a basso contenuto calorico, ricco di grassi e nutrienti buoni che aumentano le prestazioni delle funzioni corporee essenziali.

Questo grafico mostra una visione della distribuzione mensile degli alimenti.

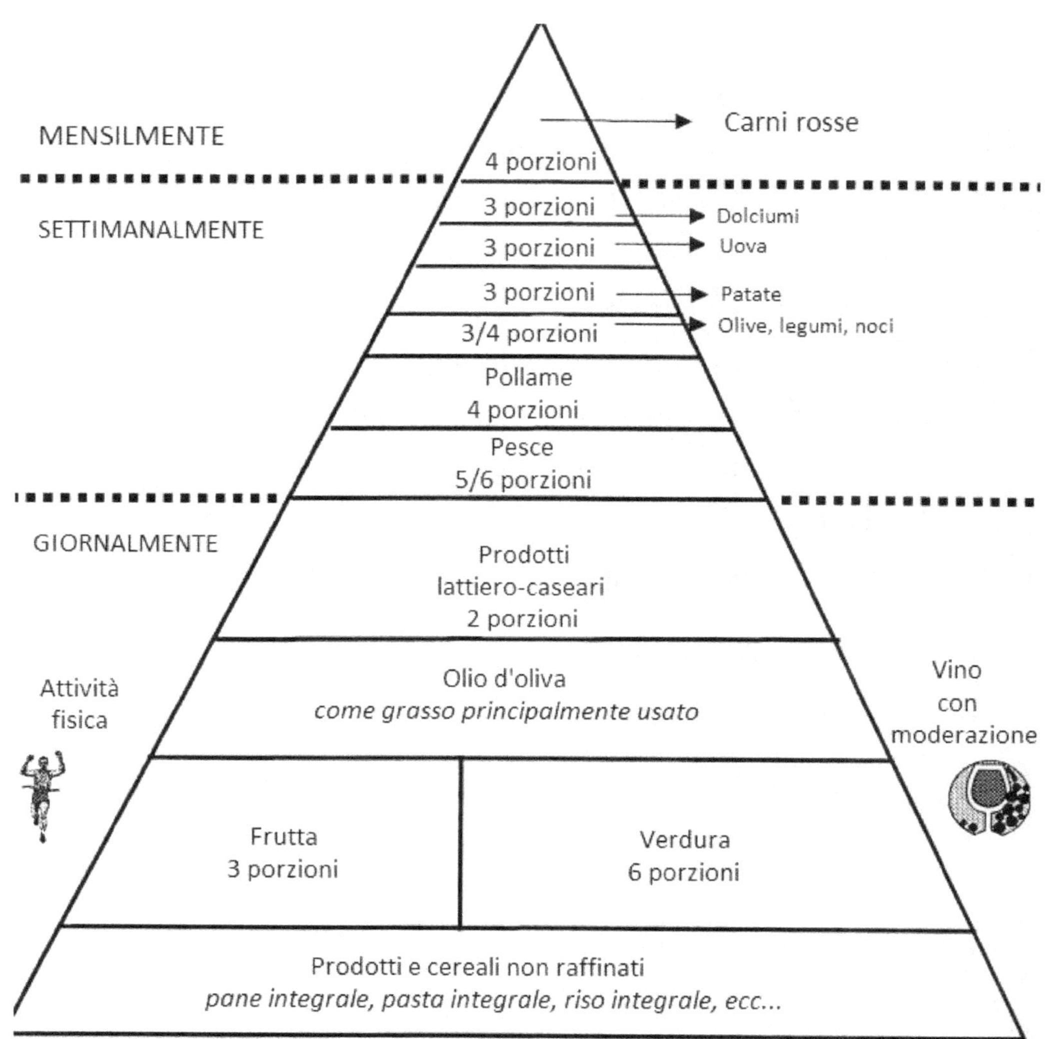

Ricorda anche:
- di bere molta acqua
- di sostituire, dove possibile, il sale con delle erbe aromatiche (origano, basilico, rosmarino, ecc.)

Molti dei pasti mediterranei sono anche ad alto contenuto di fibre a causa del maggior consumo di frutta e verdura, molti dei quali derivano dalle tradizionali abitudini alimentari europee. Come abbiamo discusso nel capitolo precedente, le fibre impiegano più tempo ad essere trasformate e aiutano quindi a sentirsi più sazi, quando vengono consumate in quantità adeguate.

Inizialmente divulgato in un libro di Michael Mosley, uno dei metodi più praticati per il digiuno intermittente è il piano 5:2 (di cui parleremo più avanti in dettaglio). La nuova dieta 5:2 è il programma di digiuno intermittente raccomandato da Mosley.

Il suo libro omonimo combina la dieta mediterranea con un programma di digiuno in cui, coloro che lo praticano, di solito mangiano cinque giorni a settimana e riducono il loro consumo di calorie a circa il 25% della loro normale assunzione giornaliera, per due giorni non consecutivi.

È uno dei programmi più raccomandati per le donne che provano il digiuno intermittente, perché aiuta a prevenire squilibri ormonali potenzialmente pericolosi nei quali le donne possono incappare quando digiunano per lunghi periodi.

Nonostante tutte le prove a favore dell'utilizzo della dieta mediterranea per promuovere l'efficacia del digiuno intermittente, alcuni ritengono che potrebbe non essere la dieta migliore da utilizzare, perché:

- alcune persone si buttano sulla dieta mediterranea aspettandosi risultati poco realistici, non tenendo conto delle diverse variabili di vita che possono influenzare l'efficacia della dieta, come l'età, il tipo di corpo, il sesso e la loro salute.

- L'aumento del consumo di cereali integrali può influenzare i livelli di zuccheri nel sangue in coloro che, soffrono, o sono predisposti al diabete.

- Alcune persone trovano le linee guida troppo vaghe e imprecise per chi usa la dieta mediterranea come mezzo per perdere peso. Persone inesperte o troppo desiderose di velocizzare il processo possono confondersi su quanto mangiare, quale tipo di cibo dovrebbero consumare o quando il consumo di olio è eccessivo.

Molte preoccupazioni si risolvono con la giusta conoscenza del tuo rapporto con il cibo e di come reagisci al digiuno.

È anche importante ricordare, quando si considera se la dieta mediterranea è quella giusta per te, che questo programma dietetico non è destinato ad essere utilizzato come una soluzione rapida per la perdita peso o come piano temporaneo.

La dieta mediterranea è destinata ad essere trattata come un modo per regolare la tua dieta a lungo termine, per la salute e il benessere di tutta la vita.

Non ci sono limiti di informazioni disponibili sulla dieta mediterranea e su come può aiutare con gli obiettivi del digiuno intermittente, quindi sentiti libera di cercare altre risposte se hai ancora domande o dubbi.

Parla sempre con il tuo medico prima di iniziare un nuovo programma dietetico, soprattutto se hai problemi di salute preesistenti, in quanto questi possono influire non solo sull'efficacia della dieta, ma anche aumentare il rischio di effetti collaterali dannosi.

Capitolo 5: Digiuno intermittente e dieta Chetogenica

La dieta Chetogenica è un'altra delle diete più popolari raccomandate, da coloro che l'hanno provata durante il digiuno intermittente, per incrementare la loro perdita peso e migliorare la salute. A differenza della dieta mediterranea, che ruota intorno a pasti a base di verdura, cereali e legumi come fonte di proteine, questa dieta è più funzionale per coloro che, non solo vogliono perdere peso, ma che desiderano anche concentrarsi sul loro apporto di proteine durante il digiuno intermittente.

Ecco uno sguardo più attento alla dieta Cheto, alla scienza che la sostiene e a come può essere utilizzata per aumentare i benefici del digiuno intermittente.

Cos'è la Dieta Cheto?

La dieta Cheto (o chetogenica) è costruita intorno ad un'assunzione di carboidrati intensamente limitata e ad un elevato consumo di grassi. Si tratta di una dieta eccellente per coloro che hanno avuto successo con diete a basso contenuto di carboidrati o ad esempio con la dieta Atkins in passato. È anche raccomandata per i partecipanti, nel digiuno intermittente, che soffrono di carenze proteiche, poiché il fondamento delle diete chetogenetiche è un significativo aumento dell'assunzione di proteine.

Quando non è in chetosi, il corpo usa il glucosio immagazzinato e appena consumato come fonte di energia per la mente, gli organi interni e i muscoli.

L'obiettivo primario della dieta chetogenica è quello di aiutare le persone ad abbandonare il glucosio come fonte primaria di carburante e concentrarsi invece sull'aumento della produzione di chetoni. Essi saranno utilizzati come fonte di carburante più sana ed efficace, soprattutto quando si tratta di migliorare le funzioni mentali e cognitive.

In genere gli zuccheri necessari per la produzione di glucosio si ottengono dai carboidrati e dagli alimenti raffinati. Quando si inizia una dieta chetogenica, si è incoraggiati a basare le scelte alimentari su cibi naturali eliminando, quasi del tutto, il consumo di carboidrati.

Senza gli strumenti necessari per la produzione di glucosio, l'organismo deve trovare un'altra fonte di energia per continuare a svolgere tutti i suoi compiti vitali. La dieta Cheto è il processo di riduzione del consumo di carboidrati e di sostituzione di quelle calorie con il grasso, in modo che il corpo entri in uno stato di chetosi, che brucia i grassi e innesca una maggiore produzione di chetoni nel fegato, per alimentare il cervello.

Ci sono diversi percorsi che si possono intraprendere quando si inizia a pianificare i pasti:

Standard: la Dieta Chetogenica Standard raccomanda alle persone di utilizzare un rapporto che includa il 75% di consumo di grassi, il 20% di proteine e solo il 5% dell'apporto calorico giornaliero proveniente da carboidrati.

Mirato: con questa versione della Cheto, le persone seguono ogni giorno una dieta ad alto contenuto proteico e a basso contenuto di carboidrati a loro scelta, ma sono incoraggiate ad aumentare il loro consumo di carboidrati quando stanno per iniziare le loro sessioni di allenamento. Questa versione è consigliata solo a coloro che svolgono abituale esercizio fisico e agli atleti professionisti.

Ciclico: la versione ciclica non utilizza un rapporto per il consumo giornaliero di calorie, ma offre invece un programma per rimanere in chetosi ogni settimana.

Con questa versione della dieta, i praticanti usano cinque giorni alla settimana il consumo di chetoni e due giorni non consecutivi il consumo di carboidrati (noti come periodi di alimentazione). Non è però raccomandata per coloro che seguono anche un programma di digiuno intermittente, in quanto può intensificare e prolungare gli effetti collaterali negativi della dieta chetogenica, se non viene utilizzata correttamente.

A base proteica: questa versione della dieta è quasi identica a quella Standard, ma con un aumento della percentuale di proteine nel rapporto di base. Il rapporto è quindi del 60% di grassi, 35% di proteine e 5% di carboidrati.

Decidere quale di queste opzioni è giusta per te, quando inizi la dieta Cheto, è una questione di tipo corporeo e di obiettivi di salute personali. Le diete, Ciclica e Mirata, sono per lo più utilizzate da atleti e bodybuilder professionisti e non sono raccomandate per essere abbinate alla routine di digiuno intermittente.

Quelle standard e proteica sono in genere il miglior punto di partenza per i principianti, e per coloro che arrivano da una dieta ad alto contenuto di carboidrati. Queste diete sono anche quelle su cui si hanno un maggior numero di studi e ricerche rispetto a qualsiasi altro tipo di dieta chetogenica, così che chi ha domande e preoccupazioni, può trovare tutte le informazioni di cui ha bisogno prima di iniziare con il metodo scelto.

Per darti un'idea di come sarà una pozione proteica media, eccoti una buona ricetta per principianti che può essere utilizzata sia per pranzi quotidiani, sia per cene più leggere in regime Cheto.

Questi mini polpettoni possono essere anche ottimi spuntini per chi è a dieta e ha bisogno di un apporto di proteine o di energia tra un pasto e l'altro.

Meravigliosi mini polpettoni

Tempo di preparazione: da 5 a 10 minuti

Tempo totale: da 25 a 30 minuti

Undici porzioni

Ingredienti

450 g di carne bovina macinata

Un uovo grande

230 g di cipolla bianca o gialla, tritata finemente

230 g di pane grattugiato

¼ di cucchiaino di cipolla in polvere

¼ di cucchiaino d'aglio in polvere

¼ di cucchiaino di mix per arrosti

Sale e pepe a piacere

Ketchup (biologico o senza zucchero è meglio)

Preparazione

Preriscalda il forno a 180 gradi e ungi una teglia per muffin (in alternativa usa una qualsiasi pirofila da forno). Mettila da parte.

Aggiungi la carne, la cipolla, il pane grattugiato, le spezie in polvere, le uova, sale e pepe, in una grande ciotola e impasta fino a quando gli ingredienti non sono completamente amalgamati.

Prendi piccole quantità del composto di carne (circa ¼ di tazza per porzione), forma una pallina e poi appiattiscilo leggermente prima di metterlo nella teglia per muffin.

Ripeti l'operazione fino ad utilizzare tutto il composto. Dovresti ottenere circa 11 porzioni.

Copri ogni mini polpettone con una spruzzatina di ketchup e inforna.

Cuoci in forno per circa 15 minuti o fino a quando non lo vedi bello rosolato.

Servi immediatamente e gustalo!

Consiglio: per ottenere il massimo da questa ricetta, prova ad usare solo ingredienti biologici e integrali. Sia per quanto riguarda la carne, sia per le spezie e i condimenti.

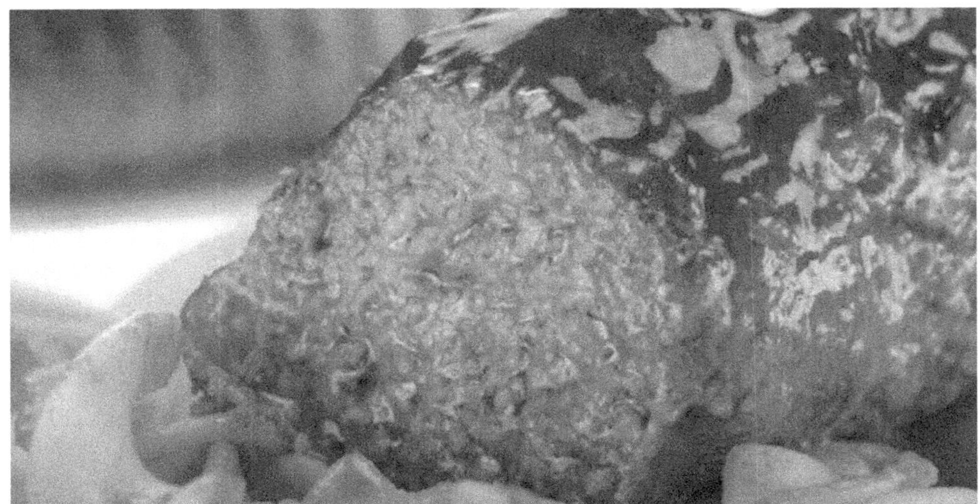

Che cos'è la chetosi e come influisce sul tuo corpo?

La chetosi si verifica quando il corpo raggiunge un livello in cui è alimentato quasi interamente da grassi. Il corpo entra in chetosi, uno stadio metabolico naturale, ovvero un'alterata trasformazione degli acidi grassi. Fornisce un numero maggiore di piccole molecole di carburante chiamate chetoni che migliorano le prestazioni del cervello quando vengono assorbite.

Il seguente grafico mostra una visione dei passi che il corpo deve compiere per raggiungere rapidamente la chetosi

carenza di insulina

liposi attivata (tessuto adiposo)

aumento della concentrazione di plasma FFA

aumento degli acidi grassi epatici

+ ⟶ chetogenesi accelerata

attivazione della carnitina aciltransferasi

aumento del contenuto di carnitina epatica
diminuzione del contenuto di glicogeno epatico

eccesso di glucagone

Biogenesi

La biogenesi mitocondriale è la funzione essenziale del corpo umano per creare nuovi mitocondri da tessuti viventi. Conosciuti come la "centrale elettrica della cellula", i mitocondri sono responsabili della conversione dell'energia dal materiale presente nelle nostre cellule, e della sua distribuzione nel punto in cui ne ha bisogno, attraverso il flusso sanguigno. L'aumento del numero di mitocondri prodotti quando il corpo è in chetosi fornisce diversi benefici per la salute. In particolare, la dieta chetogenica, si è dimostrata utile nel trattamento di rari disturbi mitocondriali.

Glicogeni

La dieta chetogenica riduce la quantità media di glicogeno, un carboidrato immagazzinato nel fegato e nei muscoli. Affinché il corpo entri in un vero e proprio stato di chetosi, i depositi di glicogeno nel corpo devono essere diminuiti.

Questo succede quando coloro che sono a dieta si adattano per la prima volta a limitati livelli di consumo dei carboidrati, ed è una delle cause principali dell'improvviso calo di peso.

Mentre la perdita di peso iniziale può essere un grande motivatore, è essenziale sapere che il peso che si perde mentre i depositi di glicogeno sono in via di esaurimento, è causato dalla diminuzione dell'acqua nel corpo. Conosciuto come Cheto Flush, l'uso delle riserve di acqua e glicogeno immagazzinati nel corpo, può portare a un'intensa disidratazione nelle prime settimane di una dieta chetogenica.

Nell'arco di sei settimane di dieta chetogenica, i test mostrano che l'organismo immagazzina meno della metà dei livelli di glicogeno originali che aveva immagazzinato prima dell'inizio della dieta.

È fondamentale aumentare il consumo di acqua, soprattutto durante i periodi di digiuno, se si sta associando la dieta Cheto al digiuno intermittente.

Quali sono i benefici per la salute della dieta Cheto?

La perdita di peso è il beneficio più comunemente sperimentato nella dieta Cheto, ed è probabilmente la ragione principale per cui la gente sceglie di abbracciarla. Tuttavia, ci sono altri benefici di cui le persone possono godere mentre l'organismo è in chetosi.

Studi recenti, compiuti nell'ultimo decennio, hanno rivelato che le diete chetogeniche possono essere utilizzate per prevenire e curare diverse malattie neurologiche, tra cui l'epilessia e persino rallentare gli effetti del morbo di Alzheimer nei pazienti testati.

È una delle uniche diete divulgate che ha il supporto scientifico del suo impatto sul miglioramento neurologico, sia negli animali che nell'uomo, dai bambini fino all'età della pensione.

Altri benefici per la salute delle diete Cheto sono:

- *acne*: questa è una notizia particolarmente buona per gli adolescenti che decidono di seguire una dieta Cheto e per gli adulti che lottano con l'acne. Grazie ai bassi livelli di produzione di insulina nell'organismo, questo tipo ti diete spesso aiutano a migliorare il tono della pelle, a ridurre le rughe e gli inestetismi.

- *Recupero da lesioni cerebrali da lievi a gravi*: questo è un beneficio di cui godono gli atleti che praticano sport o attività ad alta intensità. Mentre i test sull'uomo sono ancora in fase iniziale, i test sugli animali hanno dimostrato un miglioramento del recupero da lesioni al cervello, tra cui le commozioni cerebrali e altri deterioramenti fisici.

- _**prevenzione e trattamento del cancro**_: gli studi hanno dimostrato che la dieta Cheto non solo aiuta a prevenire lo sviluppo di alcuni tipi di cancro, ma aiuta anche a rallentare la crescita tumorale nell'organismo per coloro che già combattono contro di esso.

Ci sono rischi per la salute conosciuti?

Uno degli effetti collaterali negativi più comunemente riportati per chi ha appena iniziato una dieta chetogenica è un fenomeno noto come "influenza Cheto". La cheto-influenza di solito si verifica nei primi tre/cinque giorni dopo l'inizio della dieta. Tipicamente indicato come un periodo in cui ci si sente generalmente male, alcuni dei sintomi sono:

1. nausea e vomito;

2. debolezza fisica o letargia;

3. complicazioni digestive o problemi gastrointestinali;

4. aumento della stanchezza o stanchezza cronica.

Mentre questi effetti possono variare di intensità, a seconda di come il corpo reagisce in modo unico al cambiamento dietetico, il Cheto-Flush non dura più di qualche giorno.

Chiunque manifesti questi sintomi per periodi prolungati o continuativi, dovrebbe parlare con il proprio medico su come adattare la dieta per soddisfare le proprie esigenze o valutare se la dieta chetogenica sia la scelta migliore.

La dieta chetogenica non è consigliata a tutti perché può scatenare o esacerbare problemi di salute esistenti in alcune persone.

I diabetici, ad esempio, dovrebbero fare più attenzione e monitorare spesso i livelli di zuccheri nel sangue quando seguono questa dieta. Le diete chetogenetiche sono note per la loro capacità di limitare fortemente la produzione di insulina da parte dell'organismo. Anche se questo è uno dei suoi molti benefici essenziali, potrebbe essere un problema per i diabetici, soprattutto nei primi mesi di approccio alla Cheto.

Molti vedono un miglioramento nella massa muscolare mentre continuano a perdere peso, mentre altri ne notano una riduzione. Un modo per evitare che questo accada è quello di inserire o aumentare esercizi di allenamento muscolare e di forza, per i giorni di non digiuno.

Come funziona una dieta chetogenica con il digiuno intermittente?

Ci sono due modi principali per portare il corpo in uno stato di chetosi:

1. dieta: utilizzare la dieta come mezzo per indurre la chetosi comporta l'assunzione di un alto contenuto di grassi e un basso contenuto di carboidrati. Affidarsi esclusivamente alla dieta chetogenica per raggiungere la chetosi può richiedere fino a tre settimane, e si può interrompere il processo con un'alimentazione sbagliata, come ad esempio eccedere con il consumo di carboidrati;

2. digiuno: per coloro che sono desiderosi di raggiungere la chetosi, il digiuno fornisce un mezzo sicuro ed efficace per farlo in sole 48 ore. È difficile però mantenere la chetosi quando si usa il digiuno come solo mezzo per raggiungerla.

Se usate insieme, la dieta chetogenica e la tecnica corretta del digiuno intermittente, possono fare la differenza per raggiungere i tuoi obiettivi di perdita peso o altri obiettivi di salute. Il digiuno intermittente può aiutare il corpo a raggiungere la chetosi, mentre l'adozione di una dieta chetogenica aiuta il corpo a mantenere uno stato di chetosi nei periodi di non digiuno.

Se hai dato al tuo corpo un periodo di tempo sufficiente per adeguarsi alla dieta ma senti ancora effetti collaterali negativi, può essere un segno che una dieta chetogenica non fa per te.

Sentiti libera di cercare maggiori informazioni, e parla con il tuo medico delle possibili opzioni, prima e durante qualsiasi tipo di adattamento dietetico.

Come la dieta mediterranea, la dieta Cheto non è destinata ad essere utilizzata in nessun tipo di piano a breve termine, o come mezzo per una rapida perdita di peso in un breve periodo. Una volta che il corpo esce dalla chetosi, gli effetti benefici della dieta Cheto scompariranno, e il corpo inizierà ad accumulare grasso come prima dell'inizio della dieta.

Per ottenere i migliori risultati, la dieta Cheto deve essere intesa come un cambiamento a lungo termine delle tue abitudini alimentari quotidiane, per migliorare il controllo del peso, aumentare la forza muscolare, e mantenere uno stato di benessere generale per una vita più lunga e più attiva.

Capitolo 6: Metodi per padroneggiare il digiuno intermittente

Molte persone sentono la parola "digiuno" e la collegano immediatamente con la fame e la denutrizione. La verità è che si tratta di concetti molto diversi, uno praticato consapevolmente con uno scopo specifico e l'altro una sofferenza involontaria.

La fame è l'atto di sperimentare una mancanza dolorosa, la malattia o la morte attraverso periodi forzati senza cibo, tipicamente causati da eventi che non possono essere controllati. Potrebbero essere fattori ambientali come la carestia, la peste o il prolungamento dell'inverno. Potrebbe anche essere causato da una mancanza di fonti di cibo, come quando qualcuno si trova in un clima rigido o quando una popolazione rimane senza scorte di cibo per mancanza di un adeguata produzione. Tutti fattori che difficilmente ci troveremo ad affrontare nel nostro paese.

Il digiuno è un atto deliberato di ridurre l'apporto calorico o di astenersi dal mangiare per un periodo determinato. Ci sono molte ragioni per cui le persone scelgono di digiunare. Tuttavia, le due motivazioni più popolari sono la devozione religiosa e i benefici per la salute che il digiuno intermittente può offrire.

Ti sei sempre chiesta da dove iniziare il digiuno intermittente, ma non sapevi da dove cominciare? Questo capitolo tratta il funzionamento tecnico del digiuno intermittente e analizza i diversi metodi di digiuno più utilizzati in tutto il mondo.

Di base, il corpo umano ha due obiettivi principali: immagazzinare l'energia in eccesso come grasso per un uso successivo, e produrre energia dalla trasformazione del grasso da utilizzare come combustibile per gli organi interni, per sostenere i processi vitali del corpo e altre esigenze energetiche.

Il primo processo si chiama *de novo lipogenesi*, ed è più attivo durante i periodi in cui assumiamo un surplus di calorie. È l'azione che trasforma, le calorie e gli zuccheri del cibo che mangiamo, in scorte di grasso che si depositano prima nel fegato per poi essere smistate in tutto il corpo.

L'insulina è un ormone critico nel mantenimento di un corpo naturalmente efficiente. Quando mangiamo regolarmente, i livelli di insulina nel corpo aumentano in relazione agli zuccheri appena ingeriti e lavora per immagazzinarli nel fegato come cellule di grasso. C'è un limite alla quantità di grasso che il fegato può immagazzinare in una sola volta, quindi una volta che il fegato ha raggiunto il suo limite, il grasso si sposta in altre aree di stoccaggio come i fianchi, le cosce e la pancia. I livelli di deposito del corpo sono illimitati, ed è per questo che aumentiamo di peso quando consumiamo più calorie di quante ne bruci il nostro corpo.

Durante i periodi di digiuno, il nostro corpo attiva un secondo processo essenziale moderando livelli di glucosio nel flusso sanguigno. Quando non mangiamo, la quantità di insulina che produciamo scende, facendo scendere anche i nostri livelli di glucosio nel sangue. Non appena questi sono abbastanza bassi, il corpo si mette in moto, recuperandolo dalle sue riserve di grasso fino a quando gli zuccheri non si esauriscono. Quando questo accade, il corpo inizia a bruciare il grasso in eccesso per mantenere i livelli di energia fino a quando non mangiamo di nuovo.

Il digiuno intermittente incoraggia, coloro che seguono il programma, a pianificare i loro periodi di digiuno in base alle loro attuali abitudini alimentari e stile di vita. Permette alle persone di controllare i momenti di digiuno in modo da poterlo usare per bilanciare questi due processi e bruciare il maggior numero di grassi possibile.

Come si deve mangiare nel digiuno intermittente

Mentre molte persone che esplorano il digiuno intermittente hanno già un piano alimentare di cui sono soddisfatte, ci sono comunque opzioni alimentari specifiche che è fondamentale abbracciare, o cambiamenti da apportare per adattare la propria dieta in modo da ottenere il massimo dal digiuno.

Tieni a mente la *de-novo lipogenesi* quando scegli il tuo cibo. Pensa a come lo zucchero si trasforma in grasso e si diffonde nel tuo corpo. Per ridurre questa azione, evita cibi dolci, bevande zuccherate e carboidrati in eccesso.

Uno degli elementi fondamentali per avere successo con il digiuno intermittente è sostenere il tuo programma di digiuno con gli alimenti giusti durante i periodi di non digiuno.

Coloro che lo utilizzano per perdere peso, o aumentare la massa muscolare, dovrebbero concentrarsi su diete a basso contenuto calorico e ad alto contenuto proteico che aumentano gli effetti positivi sulla salute del digiuno intermittente. Come discusso nei capitoli precedenti, le diete Cheto e Mediterranea sono due delle più popolari utili per questo scopo. Per coloro che non sono pronti o non hanno interesse a cambiare il loro modo di mangiare, il successo del digiuno intermittente dipenderà quasi totalmente dal rispetto del programma di digiuno.

Se chiedi alle persone che sono a digiuno intermittente da qualche tempo, cosa bevono durante il loro periodo di digiuno, vi diranno acqua, acqua, acqua, e ancora acqua.

È il modo più semplice per mantenere i livelli di idratazione del corpo senza il rischio di calorie indesiderate. Anche il caffè e il tè sono scelte comuni. Il trucco è che devono essere consumati senza ingredienti aggiuntivi come creme, latte o dolcificanti, tutti ingredienti contenenti calorie che interromperanno il processo di combustione dei grassi iniziato durante il digiuno.

Un'altra preoccupazione che le persone hanno quando iniziano il loro programma di digiuno intermittente, è quando o come dovrebbero mangiare durante i periodi di non digiuno. Non c'è una risposta definitiva a questa domanda perché ogni persona avrà risposte diverse al digiuno intermittente, e dovrà adattare i propri programmi di digiuno per eliminare questi problemi.

Tuttavia, gli esperti raccomandano alle persone che digiunano per brevi periodi di tempo, di consumare uno o due pasti più abbondanti quando non sono a digiuno.

Coloro che digiunano per periodi più prolungati dovrebbero invece avere diversi pasti più piccoli distribuiti nel tempo in modo da non sconvolgere l'organismo con un'improvvisa assunzione di calorie.

La cosa fondamentale da ricordare quando inizi il digiuno intermittente è che solo perché un modo funziona per le altre persone, non significa che funzionerà per te. Se vuoi ottenere il massimo dalla tua routine a digiuno intermittente, allora è fondamentale adattare il tuo programma alle tue esigenze individuali. Significa che è vitale ascoltare il tuo corpo e prestare attenzione a come cambia, e si comporta, nelle prime settimane di digiuno.

I metodi per padroneggiare il digiuno intermittente

Ci sono così tante informazioni disponibili sul digiuno intermittente che possono diventare disorientanti, in particolare per coloro che hanno poca o nessuna esperienza precedente con il digiuno.

Parlare con gli esperti sostenitori del digiuno intermittente può essere frustrante, in quanto, ognuno ha la propria opinione su quale sia il piano di digiuno più vantaggioso.

Per le donne la scelta sembra più facile, perché esistono piani specifici per il digiuno intermittente che non sono raccomandati per il corpo femminile.

Questo perché il corpo delle donne reagisce in modo diverso al digiuno per periodi più lunghi, rispetto al corpo degli uomini. Queste reazioni possono causare gravi effetti collaterali negativi, se le donne non bilanciano correttamente i loro programmi di digiuno.

È opportuno prestare attenzione a qualsiasi sintomo possa indicare uno squilibrio ormonale, come ad esempio:

1. il cambiamento dei tempi del ciclo mestruale o della sua forza;

2. l'aumento della fatica sia del corpo che della mente;

3. un'insolita instabilità emotiva o sbalzi d'umore;

4. il cambiamento del tono della pelle o irregolarità e macchie anomale.

Ricorda che è essenziale consultare il tuo medico prima di iniziare qualsiasi tipo di cambiamento significativo di dieta o di forma fisica. Può aiutarti a decidere se il digiuno intermittente è giusto per il tuo benessere e darti consigli più specifici sul digiuno in relazione a qualsiasi problema di salute.

Diamo un'occhiata più da vicino ad alcune delle forme di digiuno intermittente tra le più ampiamente praticate e studiate, in modo da poter decidere meglio da sola come dovrebbe essere il tuo programma di digiuno.

Primi passi: iniziare saltando un pasto

Il modo più semplice per provare il digiuno intermittente, senza immergersi in un digiuno di 24 ore, è saltare un pasto ogni giorno per una settimana. Se funziona, vai avanti per un'altra settimana per assicurarti che il tuo corpo si sia adattato al cambiamento. Questo riduce il consumo di calorie senza che il tuo corpo si debba adeguare improvvisamente al cambiamento.

Per esempio, inizia la tua esperienza di digiuno saltando la colazione e consumando solo due pasti in giornata. Si tratta di una forma lieve di digiuno intermittente che funziona prolungando ogni giorno, anche se solo di poche ore, il periodo di digiuno iniziato quando sei andata a dormire.

Si raccomanda di apportare nuove modifiche al programma, non prima di due settimane per dare al corpo il tempo di adattarsi per poi fare un altro passo verso periodi di digiuno più lunghi o un'altra riduzione delle calorie. Se, dopo due settimane, ti senti pronta e carica per fare la prossima mossa sulla via del successo, allora puoi scegliere un programma più impegnativo e andare avanti!

Cominciando con questi piccoli passi, chi digiuna per la prima volta, o chi è semplicemente curioso di provare il programma, si farà un'idea di come il proprio corpo reagirà alle finestre di digiuno più lunghe, senza doversi preoccupare dell'eccessiva stanchezza che potrebbe invece provare con un brusco passaggio al digiuno intermittente.

Scegli la tua finestra: il metodo 16/8

Una volta che si sa che il proprio corpo può funzionare correttamente con un pasto in meno al giorno, il passo successivo è quello di scegliere quando digiunare, con quale frequenza e per quanto tempo. Uno dei metodi più raccomandati per il digiuno intermittente è il metodo 16/8.

Le persone che seguono questo piano dividono ogni giorno in due parti: il digiuno e l'alimentazione. La forma più comunemente praticata di questo metodo è, 16 ore di digiuno, seguite da otto ore di alimentazione in cui si consumano dal 50 al 75% delle calorie che si assumeva prima di iniziare il programma.

Il modo più semplice per pianificare tutto questo è continuare a saltare la colazione, impostando il periodo di alimentazione da mezzogiorno fino alle 20.00.

Tuttavia, se trovi che questa tabella di marcia non funzioni per te, come ad esempio coloro che hanno bisogno di più energia per la sera, sentiti libera di cambiare l'ora d'inizio e fine. L'ora del giorno scelta non ha lo stesso valore del numero di ore che dedichi al digiuno e all'alimentazione.

Anche se il tempo di digiuno è più alto di quello generalmente raccomandato per il corpo femminile, le donne trovano comunque vantaggioso il metodo 16/8, perché possono consumare un buon numero di calorie ogni giorno in modo costante.

È anche il piano più naturale a cui adattarsi per i principianti del digiuno intermittente, e per coloro che hanno difficoltà a digiunare per periodi prolungati.

16/8 vs 12/12 digiuno intermittente comparazione (1 mese)			
Misure	16 ore di digiuno	12 ore di digiuno	differenze
Kg persi	4,50	5,50	-1
Grasso perso	2,7 %	3 %	-0,3
Cm persi	10,8	20,32	-9,52

La tabella qui sopra mostra un confronto tra i volontari che hanno provato due diversi intervalli di tempo per un mese di digiuno intermittente. I risultati mostrano che coloro che hanno finestre più equilibrate per mangiare e digiunare hanno più successo nel tempo. Ci sono forme più intense del metodo di digiuno intermittente 16/8 dove i partecipanti digiunano per 18 ore e mangiano per 6, o digiunano per 20 ore e mangiano solo per 4.

Questi piani però non sono raccomandati per le donne, in quanto l'elevato tempo di digiuno e la forte riduzione delle calorie, può danneggiare le loro funzioni ormonali.

L'approccio dell'Antico Guerriero

Una forma meno praticata e più intensa della dieta 16/8, è il metodo dell'Antico Guerriero che è stato creato e sviluppato da un ex membro delle Forze Speciali israeliane di nome Ori Hofmekler. Il piano ha lo scopo di aiutare chi lo segue a migliorare le prestazioni mentali e a bruciare il grasso in eccesso, come hanno fatto gli antichi guerrieri nel corso della storia.

Il metodo dell'Antico Guerriero consiste nel mangiare poco o niente nelle ore centrali della giornata, prima di consumare un pasto abbondante, da una a due ore prima di andare a letto. Questo piano si basa meno su ciò che si mangia, ma piuttosto su quando si mangia. Rimane comunque essenziale scegliere i cibi giusti quando si segue la tecnica del Guerriero Antico.

Se decidi di provare questo piano di digiuno, usa saggiamente il conteggio delle calorie e concentrati su pasti ipocalorici ad alto contenuto proteico. È un metodo che funziona bene con la dieta Cheto.

Eat, Fast, Eat: il metodo di digiuno a giorni alterni

All'altro estremo dello spettro, il piano di digiuno a giorni alterni è praticato da coloro che vogliono immergersi completamente nel digiuno intermittente.

È solitamente praticato da coloro che lo usano per motivi spirituali, per i più esperti, o da coloro che cercano risultati rapidi.

Per chi sceglie questo piano, il concetto è semplice: evita assunzione di calorie di qualsiasi tipo per periodi di 24 ore, tre o quattro giorni non consecutivi alla settimana, e mangia nei giorni rimanenti.

Il piano di digiuno intermittente a giorni alterni è ideale per coloro che vogliono perdere peso e aumentare la massa muscolare, perché attacca fortemente le riserve di grasso nella zona della pancia, e dei fianchi, senza alcun esercizio fisico aggiuntivo. Alcuni studi suggeriscono addirittura che questa versione di digiuno intermittente è particolarmente interessante per le persone di mezza età, che sono concentrate non solo sulla perdita di peso, ma anche sui centimetri.

Tuttavia, questo è un altro metodo sconsigliato per le donne, specialmente quelle in età riproduttiva. Per coloro che sono interessate a digiunare solo a giorni alterni, può essere modificato in modo che, invece di un drastico taglio calorico, si assuma dal 25 al 50% del proprio consumo tipico giornaliero nel giorno di digiuno.

È anche un modo eccellente per avanzare gradualmente verso il digiuno totale, senza subire effetti collaterali negativi, e dando al corpo la possibilità di adattarsi ogni volta che si riduce l'apporto calorico.

Il piano 5:2: il miglior amico della donna a digiuno

Come abbiamo visto, i benefici per la salute del digiuno nelle donne, può essere un argomento complicato e confuso. Ci sono così tanti fattori e preoccupazioni, legate al digiuno intermittente, che può sembrare una sfida impossibile. La buona notizia è che, utilizzando la grande quantità di ricerche e di pareri degli esperti a disposizione, abbiamo potuto isolare la migliore soluzione per le donne.

Il programma di digiuno 5:2 è essenzialmente una versione modificata del metodo a giorni alterni, ma invece di eliminare l'apporto calorico, se ne assume solo un numero ridotto. La maggior parte degli esperti raccomanda alle persone che utilizzano il piano 5:2 di assumere nei giorni di digiuno un massimo di 500/600 calorie totali.

Le persone che seguono questo piano digiunano solo per due giorni non consecutivi, e mangiano normalmente per il resto della settimana.

Questo metodo incoraggia ad adottare una dieta a basso contenuto calorico e ad alto contenuto proteico, che ti aiuterà a godere di tutti benefici del digiuno intermittente e a raggiungere i tuoi obiettivi, senza dover entrare in lunghi periodi di privazione di cibo. Impedisce al corpo di entrare in modalità di sopravvivenza, e quindi conservare il grasso, che rischia di annullare tutti i benefici di perdita peso che il digiuno intermittente ha da offrire.

Chi è preoccupata per i rischi del digiuno intermittente, sarà anche interessata a sapere che il Piano 5:2 è quello con il supporto maggiore di dati della ricerca scientifica, soprattutto per quanto riguarda la salute delle donne.

Con una breve ricerca poi trovare innumerevoli dati a favore e un ampio numero di testimonianze di donne che utilizzano questo piano

Perché il piano 5:2 è la migliore scelta di digiuno per le donne?

Per le donne è più difficile trovare un programma di digiuno intermittente che funzioni per loro senza il rischio di squilibrio ormonale. Anche se diversi per ogni donna, questi squilibri possono apparire rapidamente e portare a complicazioni importanti, in quanto molti di essi sono direttamente legati alle funzioni metaboliche del corpo.

Il piano 5:2 è il più consigliato per le donne, soprattutto per chi ha intenzione di rimanere incinta o è interessata ad avere figli.

Non c'è nessun periodo di digiuno abbastanza lungo in questo piano tanto da influenzare i livelli di estrogeni, e altri ormoni nel corpo, in modo significativo.

Questo può suscitare un forte interesse per le donne che non sono riuscite ad utilizzare un programma di digiuno impegnativo in passato o, che in precedenza, hanno lottato con squilibri ormonali mentre digiunavano. Con questo nuovo mezzo di digiuno intermittente non avranno gli stessi effetti collaterali negativi.

Che tipo di pasti programmare per i giorni di digiuno nel piano 5:2?

Con solo 500/600 calorie da assumere, è fondamentale utilizzarle in modo sensato. Concentrati su scelte alimentari sane. Riempi il frigorifero con carne magra e verdure fresche. Evita gli alimenti trasformati e stai lontana dagli zuccheri raffinati.

Fai il conteggio delle calorie di tutto ciò che bevi durante il periodo di digiuno, per assicurarti di avere sempre un'idea precisa delle calorie che stai assumendo e le fonti dalle quali arrivano.

Questi suggerimenti sono particolarmente utili per chi ha intenzione di concentrare il proprio apporto calorico giornaliero, nei giorni di digiuno, in un unico grande pasto, invece di distribuirle durante il giorno.

Se dividi il conteggio delle calorie in due pasti, fai un primo pasto più piccolo e conserva il consumo di calorie più massiccio per il secondo pasto, in modo che il tuo corpo abbia l'energia necessaria per passare al pasto successivo.

Alcuni scelgono di distribuire l'apporto delle 500/600 calorie in modo ancora più preciso, affidandosi a snack a basso contenuto calorico e a diversi piccoli pasti per tutta la giornata. È solo una questione di preferenze, e di ciò che più si adatta al tuo corpo, in particolare quando inizi la tua routine di digiuno.

Questa ricetta è un ottimo esempio di un pranzo, o una cena leggera, per chi abbraccia il Piano 5:2.

Zuppa indiana di lenticchie e carote speziate

Tempo di preparazione: 10 minuti

Tempo totale: 30-40 minuti

Quattro porzioni

Ingredienti

Una carota medio/grande, lavata e grattugiata (puoi lasciare la buccia, se biologica)

250 grammi circa di lenticchie rosse spaccate secche, lavate

700 ml di brodo vegetale

120 ml di latte scremato

Due cucchiaini di semi di cumino interi, macinati o in polvere (secondo i tuoi gusti)

30 ml di olio d'oliva

peperoncino macinato a piacere

Yogurt greco senza grassi per guarnire

Preparazione

Lava le lenticchie secche e mettile da parte.

Lava le carote e grattugiale. Se non hai intenzione di mescolare la zuppa prima di servirla, è essenziale grattarla il più finemente possibile.

Scalda una pentola medio/grande a fuoco medio/alto. Se usi i semi di cumino interi, mettili in pentola e tostali finché non iniziano a saltare. Aggiungi un pizzico di peperoncino a seconda dei tuoi gusti. Una volta tostato, togli la metà dei semi interi dalla pentola.

Aggiungi l'olio d'oliva, le carote grattugiate, le lenticchie, il brodo vegetale, il latte scremato e porta ad ebollizione.

Abbassa il fuoco e fai bollire lentamente e, continua la cottura fino a quando le lenticchie non risultano morbide (circa 15 minuti).

Servi la zuppa con un cucchiaio di yogurt e un pezzo di pane integrale caldo

<u>Consiglio</u>: se desideri una consistenza più morbida per la tua zuppa, trasferiscila in un frullatore, o in un robot da cucina, e frulla fino a renderla cremosa. Anche un frullatore ad immersione può andare bene.

Questa ricetta è ideale per chi è a digiuno intermittente, ma soprattutto per chi segue diete che si concentrano su scelte di pasti a basso contenuto calorico e ad alto contenuto proteico.

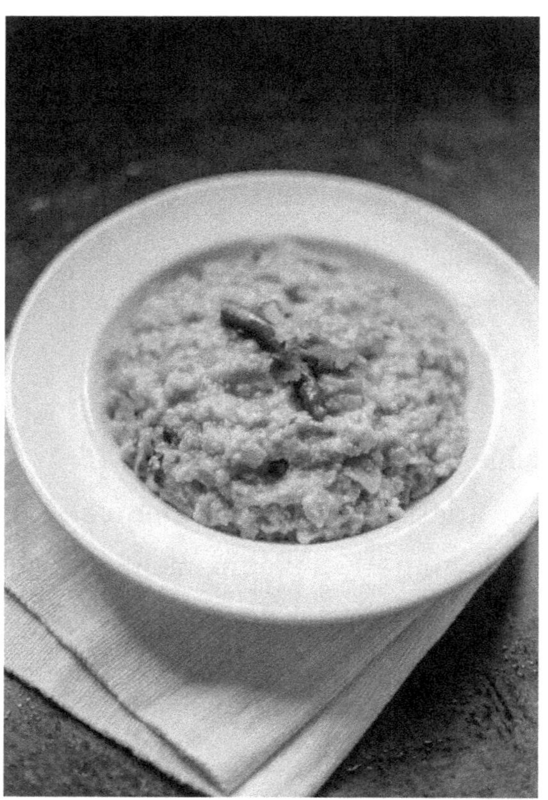

Qual è adatto a me? La scelta del metodo di digiuno intermittente

Come puoi immaginare, non c'è una sola risposta, e c'è molto da considerare su quale sia il piano migliore per te. Soprattutto per le donne. È meglio fare molte ricerche e parlare con il proprio medico prima di iniziare, soprattutto se hai dubbi.

Il consiglio per iniziare è quello di saltare la colazione per una settimana o due in modo da abituarsi.

Fai attenzione a qualsiasi cambiamento del corpo e modifica il tuo piano per eliminare i disagi che eventualmente si presenteranno. Potrebbe essere utile entrare in qualche gruppo o forum di partecipanti al digiuno intermittente, per ottenere consigli utili e incoraggiamenti in ogni fase del digiuno.

Pensi di essere pronta per iniziare?

Allora eccoti una piccola guida di pianificazione a 14 giorni per principianti, progettata pensando alle donne.

Capitolo 7: Piano di 14 giorni per principianti a digiuno intermittente

Come abbiamo visto, ci sono tanti modi sia per il digiuno intermittente che per la scelta di un piano dietetico che lo sostenga, e nessun dei metodi funziona per tutti.

Ciò vale in particolare per le donne, che devono tener conto delle loro funzioni riproduttive essenziali e degli equilibri ormonali in ogni fase del viaggio, rendendo ogni tipo di digiuno, o dieta, un'esperienza più complicata rispetto agli uomini.

Poiché il metodo 5:2 del digiuno intermittente (trattato nel capitolo precedente) è il più consigliato per le donne, ci concentreremo su quello nella guida contenuta in questo capitolo.

Le prime due settimane di qualsiasi dieta, esercizio fisico, o adattamento legati alla salute sono le più critiche nel determinare come il vostro corpo non solo si adatterà, ma se e come ne trarrà beneficio. Lo stesso vale per l'inizio di una routine di digiuno intermittente, soprattutto se si inizierà anche una nuova dieta per ottimizzare i risultati del digiuno.

Prima di iniziare a digiunare, assicurati di sapere di quante calorie il tuo corpo necessita per essere attivo e in salute, in modo da poter valutare quante calorie assumerai nei periodi di digiuno. È anche utile programmare i due giorni della settimana nei quali digiunerai

Aiuta sia a pianificare i pasti, sia a gestire la tua dieta in modo che non interferisca con i tuoi impegni sociali e obblighi di lavoro. Un aspetto positivo del metodo 5:2 è che, una volta che ti senti a tuo agio nel seguire regolarmente il programma, non sarai costretta a digiunare sempre gli stessi due giorni della settimana.

È possibile infatti modificare i periodi, se necessario, purché non siano consecutivi.

Passiamo ora alla guida che puoi seguire, e che ti fornisce un programma di base per il digiuno intermittente. Un'idea di cosa aspettarti e alcuni consigli utili.

Primo giorno: un nuovo inizio verso uno stile di vita sano

Congratulazioni per aver iniziato la tua routine di digiuno intermittente!

È un passo entusiasmante nel tuo viaggio verso una migliore salute.

Sia i veterani del digiuno intermittente che gli esperti, consigliano di scattare una foto della tua forma fisica il primo giorno, come mezzo per tenere un registro dei tuoi sviluppi, per motivarti e mostrarti i progressi ottenuti. Ti tornerà utile in giornate stressanti o scoraggianti.

Con il metodo 5:2 del digiuno intermittente, ti concentrerai sulla riduzione dell'apporto calorico ad appena il 25% del tuo abituale consumo. Per la maggior parte delle persone, questo significa ridurre le calorie a sole 500/600 nei due giorni di digiuno, e mangiare normalmente per i restanti cinque giorni.

La stanchezza, la difficoltà di concentrazione e la fame sono effetti comuni nei primi giorni di qualsiasi programma di digiuno. Per chi lo trova particolarmente difficile, è essenziale osservare quando ci si sente più affamati o stanchi, in modo da poter regolare, come e quando mangiare, e adattare il piano per evitare questi disagi.

Suggerimento: bevi un po' d'acqua quando cominci ad avvertire fame. La disidratazione può essere un problema nei primi giorni di digiuno intermittente, e i crampi della fame sono anche uno dei modi in cui il corpo comunica la sete.

Ricorda la sensazione di successo che proverai quando completi il primo giorno di digiuno. Può sembrare un piccolo risultato, ma è utile per rimanere motivata per i giorni difficili che inevitabilmente arriveranno; è importante celebrare ogni passo in avanti che si fa durante il viaggio.

Ce l'hai fatta! Hai completato il tuo primo giorno di digiuno intermittente e puoi tornare a consumare il numero medio di calorie della dieta che hai scelto. Anche se può essere un sollievo, è comunque fondamentale per il digiuno a lungo termine, fare scelte alimentari sane anche se stai provando un senso di fame insolito.

Eccoti una buona ricetta per una cena veloce, ricca e sana, che non deluderà!

Deliziosi peperoni ripieni

Tempo di preparazione: da 10 a 15 minuti

Tempo totale: da 45 a 50 minuti

Sei porzioni

<u>Ingredienti</u>

Tre grandi peperoni

450 g di tacchino macinato

230 ml di brodo, vegetale o di pollo

250 grammi di salsa di pomodoro

230 g di riso integrale (cotto precedentemente)

1 ¼ di cucchiaino di aglio in polvere

¼ di cucchiaino di cipolla in polvere

½ cucchiaino di basilico, essiccato

Un cucchiaino di peperoncino macinato

Un cucchiaino di cumino macinato

30 g di formaggio a pasta molle, tritato

<u>Preparazione</u>

Preriscalda il forno a 200 gradi.

Scalda una padella media a fuoco medio/alto e fai rosolare il tacchino.

Aggiungi l'aglio, la cipolla, il cumino, il basilico, il peperoncino, sale e pepe a piacere.

Una volta che la carne è rosolata e le spezie sono ben amalgamate, aggiungi il brodo e la salsa di pomodoro nella padella. Mescola, abbassa la fiamma e lasciar cuocere a fuoco lento per circa 5 minuti.

Al termine della cottura metti tutto in una terrina, unisci il riso cotto e amalgama il tutto. Metti da parte.

Taglia ogni peperone a metà nel senso della lunghezza. Togli i semi e le venature bianche dall'interno, e mettili su una teglia da forno.

Riempi ogni peperone con una porzione della miscela di carne e riso. Versa il restante liquido sul fondo della teglia prima di infornare, questo li renderà più saporiti.

Cuoci per 30-35 minuti, o fino a quando i peperoni non risulteranno morbidi.

Togli la teglia dal forno e ricopri ogni peperone con il formaggio tritato.

Rimetti in forno per 5 minuti per far sciogliere il formaggio, o attiva la funzione grill per 3-5 minuti per creare una doratura croccante.

Servi da solo o con un contorno di verdure.

Giorno 4: la tua seconda esperienza a digiuno

Questo ciclo di digiuno dovrebbe essere più facile ora che hai un'idea su cosa aspettarti dai giorni di digiuno. Dal momento che sei ancora nella prima settimana, potresti provare qualche disturbo digestivo o avvertire stanchezza, dato che il corpo sta appena iniziando ad adattarsi all'apporto calorico ridotto.

Fai attenzione a come ti senti fisicamente, mentalmente ed emotivamente, poiché qualsiasi disagio o cambiamento nel comportamento, potrebbe essere causato dalla dieta o dal digiuno e deve essere modificato.

Giorni 5, 6 e 7: rimani sintonizzata con le sensazioni del tuo corpo

Torna al tuo solito consumo di calorie! Questa volta potresti non essere così affamata come dopo il primo giorno di digiuno. Dipende da quanto velocemente il tuo corpo abbraccia le nuove quantità di cibo.

Suggerimento: aggiungi una giornata extra di non digiuno per prepararti mentalmente a un'altra settimana di digiuno intermittente.

Giorno 8: mancano solo quelle calorie extra

Questa è la finestra di digiuno che la maggior parte delle persone riporta come uno dei passi più impegnativi. Sai cosa aspettarti nei giorni di digiuno a ridotto contenuto calorico e sei sopravvissuta alla prima settimana. Anche sapendo tutto questo, il terzo digiuno può essere il più difficile da affrontare.

Uno dei motivi, è che questo è il giorno in cui ti rendi conto che non si tratta di una temporanea perdita di peso che ti sei prefissata per preparati ad indossare il costume da bagno per l'estate, ma è un cambiamento di stile di vita che ne migliorerà la qualità. Questo ha un valore incalcolabile. L'idea però potrebbe spaventarti, soprattutto se sei alle prese con la fame e la stanchezza.

Suggerimento: il modo migliore per combatterlo è quello di attivarsi. Distrai la mente in modo che non si soffermi sul disagio e rimani concentrata sul motivo per cui stai digiunando. Lascia che la motivazione e gli obiettivi ti diano la spinta.

Giorni 9 e 10: alla ricerca di adeguamenti

Ora che il tuo corpo si sta abituando alle finestre di digiuno a ridotto contenuto calorico, dovresti essere in grado di identificare meglio e di agire efficacemente, contro qualsiasi sintomo negativo o fastidio che potresti ancora sentire.

Mantieni la dieta e cerca di inserire un po' di esercizio fisico supplementare in questi due giorni, se possibile. È una buona idea iniziare a testare i tuoi limiti energetici mentre il corpo si adatta alla dieta e al digiuno, in modo da aggiungere o ridurre le ricette mentre pianifichi i pasti.

Suggerimento: è essenziale capire cosa il tuo corpo ti sta comunicando e trovare un piano, ma aspetta prima di fare cambiamenti. Il tuo corpo in questo momento non ha ancora avuto il tempo di adattarsi. Aspetta fino alla fine della seconda settimana e poi fai le modifiche.

Giorno 11: digiuno da professionista

Come già detto, questa guida è stata concepita per i principianti che hanno appena iniziato il loro viaggio nel digiuno intermittente. La maggior parte degli esperti concorda sul fatto che due settimane dovrebbero essere più che sufficienti per capire come il corpo reagisce, sia alla dieta che al programma di digiuno intermittente.

È l'ultimo giorno di digiuno in questi primi 14 giorni e a questo punto non dovresti più avere problemi di affaticamento fisico e mentale, o disturbi digestivi prolungati. Diversamente questi segni potrebbero indicare che c'è qualcosa di non equilibrato nella dieta, o che il programma di digiuno che hai scelto non è adatto alle tue esigenze.

Giorni 12, 13 e 14: i passi successivi

A questo punto del tuo nuovo programma di digiuno e dieta, è arrivato il momento di fare i cambiamenti. È necessario aumentare l'apporto di proteine? Forse sei pronta a ridurre ulteriormente le calorie o a provare una forma di digiuno più intensa?

Se sei ancora di fronte ad effetti collaterali negativi, pensa a cosa potrebbe causarli e a come puoi modificare il piano per contrastarli. Se problemi di salute esistenti sono peggiorati o compaiono nuovi sintomi, interrompi immediatamente il programma e contatta il medico. Egli sarà in grado di dirti dove sono i problemi e consigliarti su come risolverli.

Stai cercando altre idee per il cibo? Ci sono centinaia di consigli della comunità online dedicati alle ricette a basso contenuto calorico, ad alto contenuto proteico, o ricette per qualsiasi dieta tu voglia seguire.

Tutte le ricette incluse in questo libro sono adatte a quasi tutte le diete, e ti aiutano ad aumentare gli effetti positivi del digiuno intermittente nel corpo.

Anche se la guida è stata progettata per essere utilizzata fin dal primo giorno, si consiglia vivamente di effettuare i cambiamenti dietetici prima di iniziare il digiuno.

Se hai intenzione di fare una dieta chetogenica durante il digiuno intermittente, taglia i carboidrati e aumenta il consumo di grassi due settimane prima di iniziare il programma di digiuno. Non solo darà al tuo corpo il tempo di adattarsi alla dieta, ma ti darà anche il tempo di apportare eventuali cambiamenti legati al consumo di cibo e di identificare i possibili problemi

Capitolo 8: attenersi alla tabella di marcia

Conoscere la scienza ed esplorare i diversi metodi è solo una parte della preparazione al digiuno intermittente. Per comprendere appieno ciò che farai e come dovresti sentirti, è essenziale conoscere gli errori più comuni commessi durante il digiuno intermittente. Consigli stimolanti ti aiuteranno a mantenerti costante e determinata durante i periodi di digiuno.

Errori comuni fatti dai principianti e come evitarli

I fallimenti e le storie di successo dei principianti sono gli strumenti più utili per chiunque si prepari alla sua esperienza di digiuno. Sapere come gli altri hanno lottato, o hanno superato le difficoltà quando hanno iniziato a digiunare per la prima volta, ti darà una migliore comprensione su cosa aspettarti, come prepararti in anticipo e come reagire in caso di problemi invisibili.

Digiunare senza essere pronti

Un errore che i principianti sono noti fare, è entrare nel digiuno intermittente prima di sapere cosa stanno per iniziare. Come abbiamo discusso nei capitoli precedenti, molte persone ignorano cosa significhi davvero digiunare. Coloro che non si sono preparati, informandosi adeguatamente, smettono di mangiare per un giorno o due e poi si ritrovano mangiare più di prima, perché non capiscono come il loro corpo stia reagendo al cambiamento in corso.

E 'un comportamento pericoloso sia per la mente che per il corpo, in quanto può causare seri problemi per la salute fisica e portare allo sviluppo di gravi disturbi alimentari psicologici.

Hai già fatto un buon passo avanti per evitare questi problemi, acquistando questa guida sul digiuno intermittente per donne. Non avere paura di cercare ulteriori informazioni sul digiuno intermittente prima di iniziare a cambiare le abitudini alimentari e il tuo stile di vita.

Più ne saprai, più il tuo successo con il digiuno diventerà probabile. Leggi tutti gli articoli che trovi, parla con quante più persone possibile.

Diventa esperta di digiuno intermittente, e non iniziare mai a digiunare fino a quando non ti sentirai a tuo agio al 100% con il concetto in generale, e con la tecnica che hai scelto di utilizzare.

Rinunciare troppo presto

La coerenza è il fattore ultimo che determina il successo di chiunque con il digiuno intermittente. La maggior parte degli esperti riferiscono che, uno degli errori più comuni che le persone commettono quando iniziano a digiunare per la prima volta, è che non danno al loro corpo il tempo sufficiente per registrare la riduzione calorica. Considerando che ci sono così tante funzioni e processi nel corpo che sono legati a cosa, quando, e quanto mangiamo, non c'è modo di dire con precisione quanto tempo ci vorrà ad ogni persona per adattarsi al suo programma di digiuno intermittente.

Il trucco principale per superare la voglia di smettere, quando il progresso sembra lento o inesistente, è assicurarsi di essersi dati il giusto tempo. Per coloro che soffrono di stanchezza iniziale e fame a causa di un minore apporto calorico, i sintomi dovrebbero iniziare ad attenuarsi entro la prima settimana.

Se quest'ultimi persistono, dopo due settimane di digiuno, questo è molto probabilmente un segno che il metodo di digiuno intermittente che hai scelto non funziona per il tuo tipo di corpo e deve essere regolato.

Ogni programma deve essere testato da una a due settimane prima di effettuare nuovamente delle modifiche. Può sembrare fastidioso, ma è un passo cruciale quando si inizia a digiunare. La buona notizia è che una volta che il corpo ha trovato un metodo di digiuno che funziona, è possibile costruire una routine e lasciare che il programma di digiuno intermittente diventi una seconda natura.

Stai lontana dagli spuntini

Un altro errore piuttosto dannoso che i principianti tendono a fare è quello di abbuffarsi durante i periodi di alimentazione. È una risposta naturale alla fame, quella di volersi ingozzare, quando sappiamo di poter mangiare di nuovo. È un'abitudine pericolosa che si può generare, perché il consumo di calorie extra è una delle minacce più gravi. Quando ci prende la voglia di abbuffarci, raramente cerchiamo cibo sano.

È il momento in cui chi inizia a digiunare è più propenso a cedere e ad aprire un pacchetto di patatine o cercare il gelato. Non solo questo minaccia il programma di digiuno, ma ha anche il potenziale di minare qualsiasi dieta consapevole che si sta cercando di mantenere.

Un modo per evitare la voglia di abbuffarsi quando non si è a digiuno, è assicurarsi di soddisfare le proprie voglie quando si può mangiare. Questo non significa andare dritti ai biscotti, ma trovare invece un dolcetto ipocalorico che plachi la tua golosità, in modo che tu sia meno propensa a cedere a questa tentazione quando essa busserà alla porta. Lo stesso vale per le voglie salate. Non negartele, ma trova un modo per placarle che si inserisca nel piano di digiuno intermittente e nella tua dieta.

Rimani idratata e salda

Che tu sia a digiuno o meno, è fondamentale, per le funzioni corporee essenziali di ogni essere umano, consumare acqua a sufficienza per evitare la disidratazione.

Ha una rilevanza particolare soprattutto durante i periodi di digiuno in cui non è possibile ottenere acqua dal cibo. Un errore che le persone fanno con il digiuno intermittente è quello di ridurre il consumo di qualsiasi cosa, compresa la quantità d'acqua che bevono.

Il fatto è che questo non è solo un problema isolato. Il rischio di disidratazione e le complicazioni che ne derivano, possono compromettere le funzioni primarie del corpo, quando si digiuna, e intensifica i dolori causati dai crampi allo stomaco.

Negli ultimi decenni, molti dietisti e medici, ci hanno detto che spesso i crampi che proviamo durante i periodi di assenza di cibo, sono i segnali che il corpo manda al cervello per farci capire che abbiamo bisogno di acqua.

Bassi livelli di acqua nel corpo possono portare a insufficienza renale, deterioramento mentale e altri problemi di salute, che possono essere evitati, semplicemente monitorando il consumo di acqua per garantire una corretta idratazione, soprattutto quando si pratica il digiuno intermittente

Portarsi al limite senza una preparazione adeguata

Ci sono molti vantaggi nell'essere in modalità di digiuno completo, e nell'eliminazione di tutte le calorie assunte, durante i periodi di digiuno. Tuttavia, ci sono anche un sacco di rischi per la salute che potrebbero essere innescati se il corpo non è in grado di adattarsi a un programma appena iniziato.

Un errore comune che i principianti tendono a fare, in particolare quelli impazienti di vedere rapidamente una notevole perdita di peso, è quello di entrare velocemente in un rigido e lungo digiuno.

Il modo più semplice per evitare questo, è passare gradualmente dalla riduzione del numero di calorie consumate quotidianamente, per qualche settimana.

Il digiuno intermittente non è un processo che può essere affrettato, e più qualcuno ci prova, più è probabile che rinunci completamente man mano che la sua frustrazione cresce.

Non smettere di guardare avanti e impegnati

Come per qualsiasi dieta o piano di esercizio fisico, ci saranno giorni difficili, e ci saranno delle interruzioni. La chiave è sempre quella di eliminare tutte le negatività che cercano di offuscare la tua mente e farti dubitare della tua forza d'animo.

Quando inizi a sentirti scoraggiata, o ti accorgi che la tua forza di volontà scivola via, fai un respiro profondo, attivati e ricordati che sei più forte di quello che credi.

Ecco alcuni consigli per aiutarti a rimanere motivata quando il programma di digiuno intermittente sembra essere divento stretto.

Fissa i tuoi obiettivi e tienili stretti

Più sei sicura del motivo per cui stai praticando il digiuno intermittente, e di ciò che puoi ottenere da esso, più questo ti renderà forte contro i pensieri e i sentimenti negativi che cercheranno di minacciare la tua determinazione.

Edifica una difesa mentale che terrà fuori i pensieri dannosi, o allettanti, e ti mantenga entusiasta per il tuo programma di digiuno quando le cose iniziano a distrarti.

Rispondi a queste domande:

- Perché voglio iniziare il digiuno intermittente?

- Qual è il mio obiettivo finale?

- In quanto tempo desidero raggiungere questo obiettivo? È realistico?

- C'è un programma più efficace che posso provare prima?

Una volta che riesci a comprendere appieno i tuoi obiettivi e le tue motivazioni, diventa più facile rimanere concentrata, sia su un programma di digiuno intermittente che sulla dieta che si sta seguendo per massimizzare i risultati.

Quando ti trovi a domandarti se puoi rispettare o meno il tuo programma di digiuno intermittente, fai appello a questi obiettivi e aspirazioni per ricordare a te stessa il perché stai mettendo alla prova il tuo corpo.

Tienili a portata di mano o trova un mezzo visivo per dire a te stessa che stai lavorando a qualcosa di piacevole.

Non morire di fame

Digiuno e fame sono due sensazioni completamente diverse, una piena di benefici per la salute e l'altra con un effetto pericoloso che danneggia tanto la mente quanto il corpo.

Se ti trovi sopraffatta dalla fame e dalla stanchezza durante il digiuno, è normale, e ti consiglio anche di mangiare o bere qualcosa che contenga appena le calorie necessarie per affrontare la giornata.

L'essere affamati rema contro i processi fondamentali che rendono utile una qualsiasi delle tecniche di digiuno intermittente. È sempre meglio fare uno spuntino o bere una bevanda ipocalorica, come un succo di frutta o un frullato, per alleviare qualsiasi disagio e aggiustare il tiro in seguito.

Cerca un libro di ricette, snack e bevande a basso contenuto calorico e ad alto contenuto proteico, in modo da avere sempre a disposizione una collezione di scelte alimentari sane da cui attingere quando è necessario.

Eccoti un ottimo esempio di uno spuntino divertente, delizioso, sano, e anche senza glutine, che funziona con quasi tutti i piani di dieta, in particolare con la dieta cheto.

Patatine di zucchine al forno

Tempo di preparazione: 15 minuti
Tempo totale: 45 minuti
Quattro porzioni

Ingredienti

Due zucchine medio/grandi, non sbucciate
Un uovo grande
200 g di parmigiano grattugiato, fresco se possibile
Un cucchiaino di aglio in polvere
Un cucchiaino di cipolla in polvere
½ cucchiaino di paprika dolce in polvere

Preparazione

Preriscalda il forno a 220 gradi;
Rivesti una teglia per biscotti con carta da forno.
Taglia entrambe le zucchine a metà e poi dividi ogni metà in quarti. Dovresti ottenere circa 16 listarelle.

Rompi l'uovo in un piatto e sbattilo leggermente con una forchetta.

In una ciotola mescola il parmigiano con le spezie e mettila accanto al piatto con l'uovo.

Prendi ogni listarella di zucchina e immergila nell'uovo fino a ricoprirla, poi nella miscela di spezie e formaggio prima di adagiarla sulla teglia.

Ripeti il processo per tutte le listarelle.

Inforna e cuoci per 25-30 minuti, o fino a quando non risulteranno croccanti.

Gira le zucchine circa a metà del tempo per una cottura omogenea

Buon appetito!

<u>Consiglio</u>: assicurati che le zucchine siano completamente asciutte prima di immergerle nell'uovo. Se contengono umidità in eccesso, l'uovo, il formaggio e le spezie non vi si attaccheranno. Tamponale con un tovagliolo di carta dopo averle tagliate, e di nuovo prima di immergerle nell'uovo.

Sono ottime da sole, ma possono essere gustate anche con una salsa ipocalorica.

Stai lontana dalla maionese o dai condimenti a base di panna. Qualsiasi salsa che si possa preparare in casa è preferibile, perché è possibile controllare più facilmente le calorie.

Se ti senti in colpa per aver dovuto interrompere il digiuno, ricorda che un modo semplice per riportare l'equilibrio è quello di aumentare leggermente l'attività fisica durante il digiuno, se possibile, per aiutarti a bruciare le calorie extra.

Concediti un regalo quando raggiungi i tuoi obiettivi

Non significa uscire a comprare una torta per festeggiare o ordinare un sacco di cibo da asporto, ma è essenziale riconoscere i propri successi quando possono essere utili a motivarti o quando inizi a sentirti senza ispirazione o senza speranza.

Alcune persone vanno a comprare dei vestiti nuovi per mostrare i loro progressi o fanno un breve viaggio. C'è un libro che morivi dalla voglia di leggere o un luogo in particolare che volevi visitare? Forse vuoi dormire un po' di più nel tuo prossimo giorno libero?

Tutto ciò che desideri può essere utilizzato come strumento motivazionale, o come ricompensa, quando si tratta di premiarsi per gli obiettivi raggiunti. L'utilizzo di questa tecnica di ricompensa può finalmente aiutarti a diventare più attiva ed energica riguardo ai tuoi obiettivi di perdita peso.

Non dimenticare di scattare le foto dei tuoi progressi (da condividere con i tuoi amici sui social media, o da tenere per te stessa come motivazione). Questo ti dà un'idea visiva del tuo successo nel tempo, e ti fa apprezzare ogni volta che fai un altro passo avanti. Tieni presente che hai bisogno di ricordare da dove sei partita e quanto sei arrivata lontano.

Tuttavia, se mangiare qualcosa di dolce è il tuo modo preferito di premiarti, ci sono tantissimi libri con ricette per dolci e deliziosi spuntini, che sono adatti alle diete ipocaloriche.

Ecco uno dei più deliziosi e semplici dessert mai pensati. Si tratta di un piatto senza glutine, a basso contenuto calorico, che si adatta a qualsiasi versione della dieta Paleo.

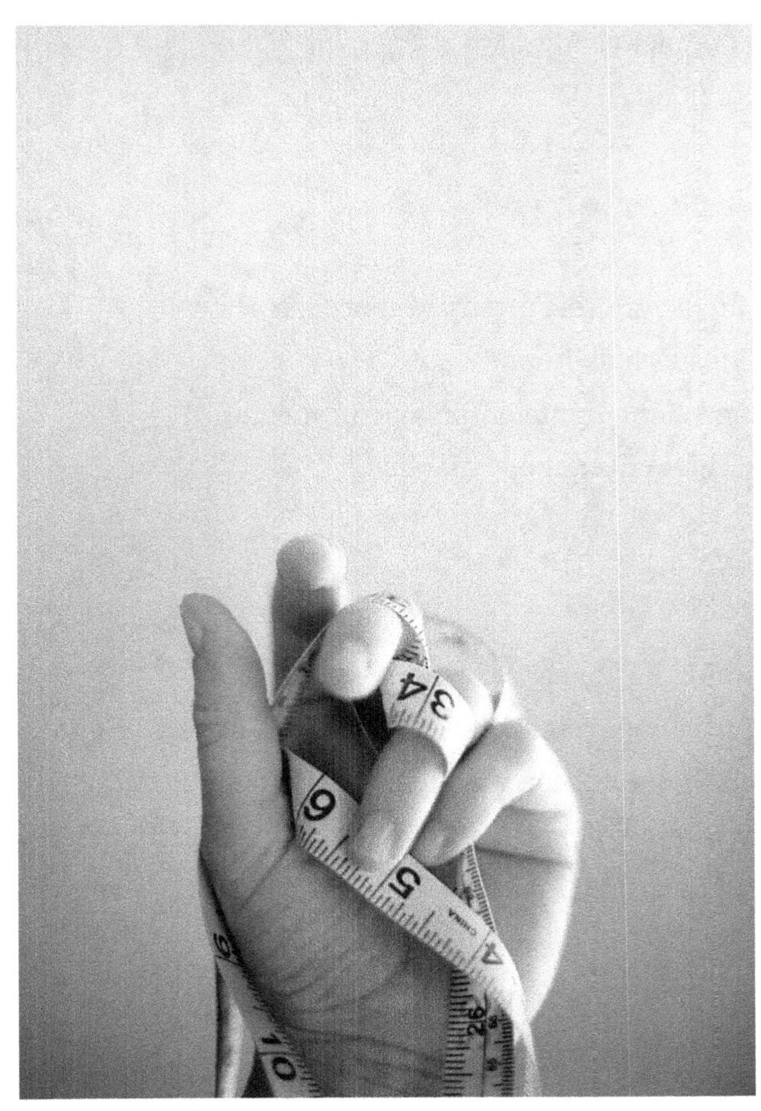

Dessert alla banana con miele e cannella

Tempo di preparazione: da 5 a 10 minuti
Tempo totale: 10 minuti
Due porzioni

Ingredienti

Una banana grande, matura e sbucciata
60 ml di succo di limone
Due cucchiaini di miele (biologico è meglio)
Un cucchiaio di cannella macinata

Preparazione

Preriscalda il forno a 180 gradi.
Taglia la banana a metà nel senso della lunghezza e adagia i due pezzi su una teglia per biscotti foderata, con i lati tagliati rivolti verso l'alto.
Spennella ogni metà con il succo di limone sufficiente a coprire tutta la superficie.
Spalma un cucchiaino di miele su ogni metà e spolvera con la cannella in polvere.

Inforna e cuoci per 10 minuti.
Togli dal forno e lasciala raffreddare un po'.
Taglia a pezzi di circa 3 cm e gusta ancora caldo!

Consiglio: puoi aggiungere altri ingredienti come scaglie di cioccolato fondente o codette di zucchero colorato, ma ricordati che sei sempre sotto regime calorico controllato!

1.   Non bisogna saltare la colazione

"La colazione è il pasto fondamentale della giornata"

Molti credono che saltando la colazione avranno più fame durante la giornata e questo li porterà inevitabilmente ad ingrassare. Questo è un mito ormai radicato che incorona la colazione come regina dei pasti.

Certamente chi salta la colazione, non come una scelta consapevole, potrebbe essere una persona con una scarsa consapevolezza alimentare.

Nonostante ci siano statisticamente dei collegamenti tra chi salta la colazione e il sovrappeso, uno studio condotto per 4 mesi su soggetti, obesi e in sovrappeso, ha mostrato che tra chi mangiava a colazione e chi invece la saltava non c'erano differenze di aumento di peso.

Come tutto quello che abbiamo discusso nella guida, anche qui non c'è un valore assoluto poiché ogni persona è diversa.

Di norma una sana colazione è un buon modo per iniziare la giornata.

2.   Digiunare porta il corpo in "modalità sopravvivenza"

Questa sembra essere un'accusa molto frequente contro il digiuno intermittente.

Chi muove queste accuse è convinto che digiunare porti il corpo a pensare di essere in "carestia" e diminuisca di conseguenza il metabolismo. Questo è in parte vero, perché dopo un po' che si perde peso il corpo inizia a ridurre il consumo di calorie. Questo però non ha che fare direttamente con il digiuno, ma piuttosto con la perdita peso in generale. Questo processo è chiamato termogenesi adattiva.

Studi hanno provato che digiuni a breve termine (fino a 48 ore) sono in realtà capaci di accelerare il metabolismo.

Il digiuno a giorni alterni ha dimostrato in 22 giorni di bruciare il 4%di grasso corporeo, un dato impressionante per un periodo così breve.

3.   Il digiuno intermittente riduce la massa magra

Alcuni credono che con il digiuno il corpo, non trovando carburante, vada a bruciare massa muscolare per ricavare energia. Anche questo è in parte vero per quanto riguarda le diete, ma non ci sono evidenze che ci siano maggiori probabilità con il digiuno intermittente

Infatti alcuni studi suggeriscono piuttosto che il digiuno intermittente è capace di mantenere la massa muscolare. Paragonato a un regime ipocalorico classico, ha mostrato una minore perdita di muscolo.

Non a caso il digiuno intermittente ha una discreta fama tra i bodybuilder professionisti.

4.   Il cervello necessita di zuccheri per sopravvivere

Si pensa che senza un'assunzione massiccia di carboidrati il cervello perda di efficienza, poiché esso utilizza il glucosio come carburante principale.

Il nostro corpo è però in grado di produrre glucosio attraverso la gluconeogenesi quando serve. Inoltre, il fegato immagazzina glicogeno che può rilasciare per nutrire il cervello per diverse ore.

Anche attraverso i chetoni ricavati dall'approccio alla dieta chetogenica, si ricava nutrimento utile per il cervello

5.   Il digiuno intermittente è dannoso per la salute

In realtà è l'esatto contrario. Tantissimi studi hanno portato prove a favore degli incredibili benefici sulla salute del digiuno, e della restrizione calorica a intervalli.

Test di laboratorio hanno dimostrato che il digiuno ha il potere di modificare i geni collegati alla longevità e alla protezione di alcune malattie. Sono stati riscontrati benefici sul metabolismo, sulla produzione di insulina, sull'infiammazione, il rischio di malattie cardiache e sullo stress ossidativo.

6.   Durante il periodo di non digiuno si è soggetti ad abbuffate

Anche questo è vero solo in parte. Poiché se è vero che dopo il digiuno si è portati a mangiare un po' di più per compensare le calorie, questa compensazione è incompleta e insufficiente.

Se poi si considera gli effetti del digiuno sul metabolismo e sull' insulina, concretamente il digiuno ci porta a bruciare più grassi, anche se facciamo qualche sgarro durante i periodi in cui ci alimentiamo.

Conclusione

Mi auguro che ti sia piaciuto *Il digiuno intermittente per donne*, e ti ringrazio ancora per aver acquistato la guida. Mentre prosegui per ottenere il meglio da te stessa, ricorda che non ci sono cure miracolose per la forma fisica e la perdita peso. La salute fisica è un viaggio che dura tutta la vita, in continua evoluzione e che ha bisogno di essere adattato.

Questa guida è stata progettata per fornirti conoscenze e strumenti preziosi che potrai utilizzare non solo con il digiuno intermittente, ma anche per ogni passo che farai lungo il cammino verso una vita più lunga e soddisfacente. Qualsiasi dieta o programma di fitness che tenterai di seguire ti porrà di fronte a sfide uniche, ma comprendere il tuo corpo, la tua mente e il modo in cui lavorano insieme per aiutarti a perdere peso, ti darà la fiducia necessaria per superarle quando si presenteranno. Utilizza gli strumenti contenuti in questa guida per adattarti a qualsiasi cambiamento di vita, per vincere le tentazioni e per perseverare quando cominci a sentirti scoraggiata.

Una volta scelto un metodo di digiuno intermittente che funziona con il tuo programma, e deciso una dieta che soddisfi le tue esigenze, assicurati di stabilire un orario appropriato per iniziare il piano. Il digiuno cambia il modo in cui si elabora il cibo, e questi cambiamenti possono influenzare il corpo in modi inaspettati. La stanchezza, per esempio, è un effetto che si verifica spesso e deve essere risolto prima di tornare al lavoro.

Per questo motivo è importante non pianificare i primi giorni di digiuno prima di grandi eventi o obblighi di lavoro importanti. Prenditi un fine settimana, o un qualsiasi momento in cui hai qualche giorno di riposo, per iniziare a digiunare, in modo da avere il tempo di osservare come il tuo corpo reagisce e regolarti di conseguenza.

Ricordati che la conoscenza è la miglior difesa che hai contro le difficoltà che sorgono quando si compie qualsiasi sforzo nella perdita di peso. Spero di averti fornito informazioni sufficienti per prepararti al tuo viaggio nel digiuno intermittente, ma non esitate a cercare ulteriori informazioni se hai ancora domande sulle diete, sul digiuno intermittente o sui suoi benefici. Ci sono anche innumerevoli libri e ricette sulla Dieta cheto e Mediterranea disponibili online se ti sono piaciute quelle fornite nella guida e non vedi l'ora di provarne altre!

Se ti è piaciuta la guida e vuoi aiutare altri a trarne beneficio, mi piacerebbe ricevere un tuo feedback o la tua storia di successo, con una recensione su Amazon.

Ti auguro il meglio con tutti i tuoi obiettivi di salute e di perdita peso, e spero che il digiuno intermittente sia la scelta giusta per te!